Andra Knauer

LOGI® IM ALLTAG, IN DER PRAXIS UND IN DER KLINIK.

Ein praxisnaher Wegweiser für die Diabetes- und Adipositastherapie mit LOGI.

»Es ist nicht genug zu wissen, man muss
auch anwenden; es ist nicht genug zu wollen,
man muss auch tun.«

— Johann Wolfgang von Goethe

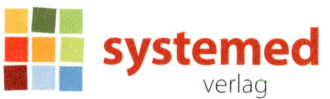

Inhaltsverzeichnis

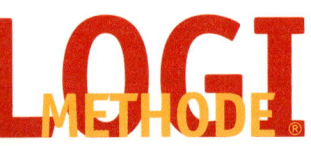

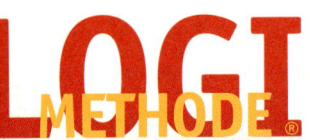

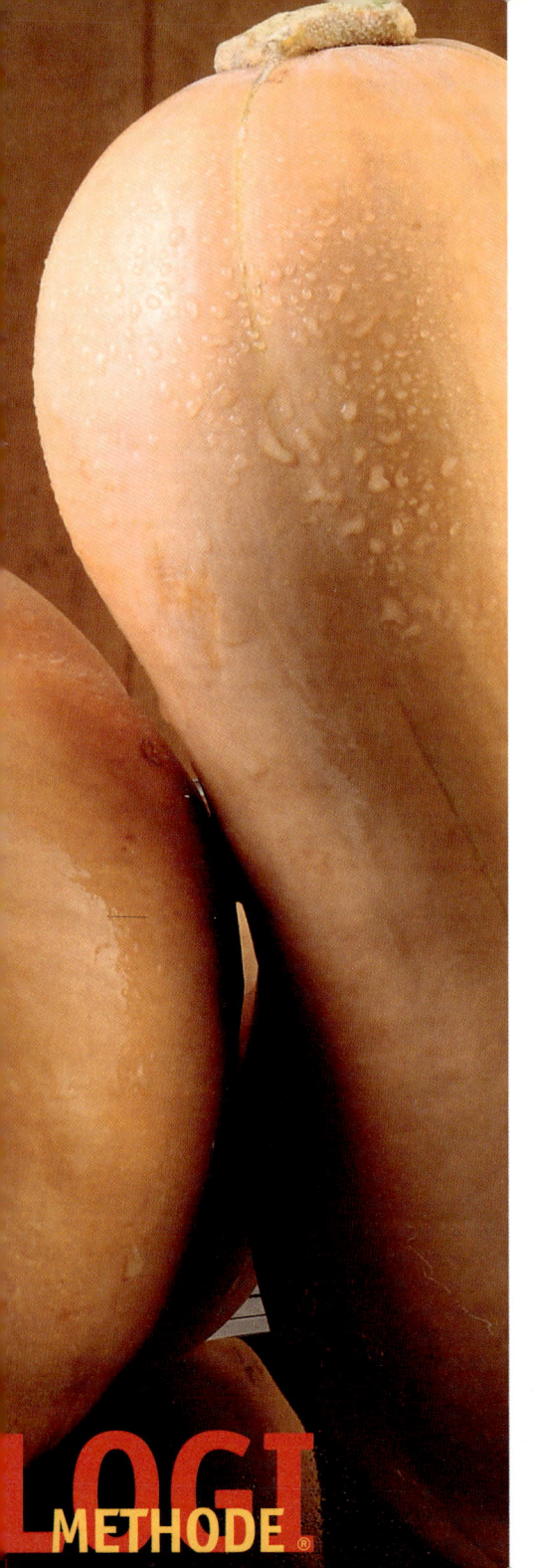

Das Problem Über- gewicht.

LOGI METHODE®

Übergewicht ist weltweit das größte Gesundheitsproblem! Auch Deutschland macht da keine Ausnahme.

53 Prozent der Frauen und 68 Prozent der Männer in Deutschland haben einen Body-Mass-Index (BMI) von über 25 und gelten somit als übergewichtig oder adipös. Es ist aber vor allem der Anteil der adipösen Menschen mit einem BMI von über 30, der in den vergangenen Jahren deutlich zugenommen hat.

Wer dauerhaft zu viel Gewicht mit sich herumschleppt und sich nicht bewegt, läuft Gefahr, riskante Stoffwechselerkrankungen zu entwickeln: zunächst eine Insulinresistenz, aus der sich dann hoher Blutdruck, Fettstoffwechselstörungen, Zuckerstoffwechselstörungen, Typ-2-Diabetesmellitus und letztendlich Herz-Kreislauf-Erkrankungen entwickeln. Wenn der Fettansatz bauchbetont ist, treten diese Stoffwechselstörungen oftmals gemeinsam auf, Mediziner sprechen dann vom lebensbedrohlichen metabolischen Syndrom. Zusätzlich ist auch der Halteapparat durch Übergewicht und die damit einhergehende Bewegungsarmut einer starken Belastung ausgesetzt. Häufig entwickeln sich deshalb zum Übergewicht auch Gelenkerkrankungen, chronische Rückenschmerzen und Hüftschäden. Neben den gesundheitlichen sind aber auch die seelischen Auswirkungen von Übergewicht nicht zu unterschätzen. Obwohl es immer mehr dicke Menschen gibt, ist ihr gesellschaftliches Ansehen gering. Das kratzt am Selbstbewusstsein und führt zu Frustration und häufig auch Isolation und Depression.

Übergewicht ist meist ein selbst gemachtes Problem. Die Frage, warum manche Menschen schlank und andere übergewichtig sind, kann nur zu einem geringen Teil über unsere Gene erklärt werden. Vielmehr entscheidet die individuell gewählte Lebens- und Ernährungsweise darüber, ob und in welchem Umfang die jeweiligen Erbanlagen zum Tragen kommen.

Ein Blick in unser modernes Alltagsleben lässt schnell erkennen, dass wir aufgrund mangelnder Bewegung immer weniger Energie verbrauchen. In der heutigen Berufswelt arbeiten viele Menschen bequem auf dem Bürostuhl sitzend, und intensive Anstrengungen werden lediglich beim Grübeln in den Köpfen oder beim Hämmern in die Computertastaturen verrichtet. Für sportliche Aktivitäten fehlt es meistens an der Zeit oder an der notwendigen Motivation beziehungsweise dem Durchhaltevermögen. Die Freizeit wird deshalb lieber mit dem viel entspannenderen Fernsehen und Surfen im Internet verbracht.

Zur Bewegungsarmut gesellt sich oft eine Ernährungsweise, die hauptsächlich durch falsches und übermäßiges Essen gekennzeichnet ist. Im täglichen Stress wächst der Wunsch nach unkomplizierten und möglichst günstigen Lebensmitteln, weshalb viele Menschen in erster Linie zu schnell verfügbaren und kostengünstigen Fertigprodukten greifen – und das sind meist Lebensmittel mit einem hohen Stärke-, Zucker- und Fettgehalt. Diese Nahrungsmittel führen zwar vorerst zu einer raschen und wenig aufwendigen Sättigung, doch gleichzeitig liefern sie viele Kalorien und haben nur einen sehr geringen Anteil an wertvollen Vitaminen, Mineralstoffen, sekundären Pflanzenstoffen sowie Ballaststoffen. Mit anderen Worten – sie machen uns dick und krank.

Fazit: Wir bewegen uns wenig, essen aber energiereiche billige Lebensmittel und kommen dadurch in eine positive Energiebilanz, das heißt, es werden mehr Kalorien zugeführt als verbraucht.

In den letzten 40 Jahren gingen die Vertreter der Ernährungslehre davon aus, dass eine hohe Fettzufuhr für die Entstehung von Übergewicht verantwortlich sei.

Begründet wurde dies damit, dass der Nährstoff Fett mit 9 kcal/g mehr als doppelt so viel Energie liefert wie Kohlenhydrate und Eiweiß mit jeweils 4 kcal/g. Deswegen schien fettreiches Essen auf Dauer eher dazu beizutragen, unter Umständen zu viel Energie aufzunehmen. Vor diesem Hintergrund empfahl die Deutsche Gesellschaft für Ernährung (DGE) und auch viele andere Fachgesellschaften weltweit eine fettarme Ernährung mit nicht mehr als 30 Prozent Energie aus Nahrungsfetten, um Übergewicht vorzubeugen beziehungsweise abzubauen. Deswegen aß die Bevölkerung in den meisten Industrieländern, wie in den USA, England und in Deutschland, immer fettärmer. Die Nahrungsmittelindustrie unterstützte den Trend und produzierte immer mehr Produkte in Low-Fat- beziehungsweise Lightvarianten. Um trotzdem satt zu werden, aßen die »Fettsparer« kohlenhydratreicher. Das heißt mehr Kartoffeln, Nudeln, Brot und Backwaren und gegen den Durst oder den kleinen Appetit zwischendurch Limonade, Eistee und Fruchtsäfte genauso wie Süßigkeiten, Kuchen und pikante Snacks.

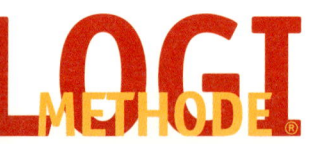

Das erschien vernünftig, denn die Ernährungsempfehlungen sagten ja, dass Kohlenhydrate garantiert nicht dick machen. Ein fataler Irrtum, wie mittlerweile erwiesen ist. Wer sich fettarm und gleichzeitig kohlenhydratreich ernährt, hat mehr Appetit und isst entsprechend mehr. Alles, was über den Bedarf hinaus gegessen wird, erhöht die tägliche Gesamtenergiezufuhr. Aber wohin mit den überschüssigen Kalorien? Der Körper kann seinen Energieverbrauch nicht einfach dem steigenden Energieangebot anpassen. Also stopft er die Energieüberschüsse in die Fettdepots – andere Möglichkeiten hat er nicht. Die Folgen sind offensichtlich: Parallel zur regelrechten Fettphobie erhöhte sich in der amerikanischen Bevölkerung die tatsächliche Kalorienzufuhr bei Frauen um 22 und bei den Männern um 8 Prozent. Immer mehr Menschen in den USA sind übergewichtig. Ähnliches konnte man in anderen Ländern – auch in Deutschland – beobachten. Deswegen geriet die »Kohlenhydratmast« in den Verdacht, Übergewicht und infolgedessen Zivilisationskrankheiten wie Typ-2-Diabetes und Herz-Kreislauf-Erkrankungen zu fördern.

Mittlerweile wurde in zahlreichen Studien nachgewiesen, dass fettarme, kohlenhydratbetonte Diäten bei Übergewicht und Bewegungsmangel unerwünschte Stoffwechselreaktionen auslösen können und damit gesundheitlich bedenklich sind. Zudem regt kohlenhydratreiches Essen sogar die Fettspeicherung an. Andere Studien belegten inzwischen, dass die fettreduzierte und kohlenhydratbetonte Kost sich nicht zur langfristigen Gewichtsreduktion eignet.

Vor diesem Hintergrund sind in den letzten Jahren alternative, kohlenhydratreduzierte Ernährungsformen – sogenannte »Low-Carb«-Diäten – populär geworden. Die Erfolgsaussichten von moderat kohlenhydratreduzierten Diäten, wie zum Beispiel der Glyx-Diät oder der South-Beach-Diet, sind nicht so ausgeprägt, wie bei stärker kohlenhydratreduzierten Varianten, wie zum Beispiel der neuen Atkins-Diät. Überdies weist aber jede dieser drei Ernährungsformen noch Schwächen auf. Deswegen setzt sich auf wissenschaftlich fundierter Basis immer stärker die LOGI-Methode durch.

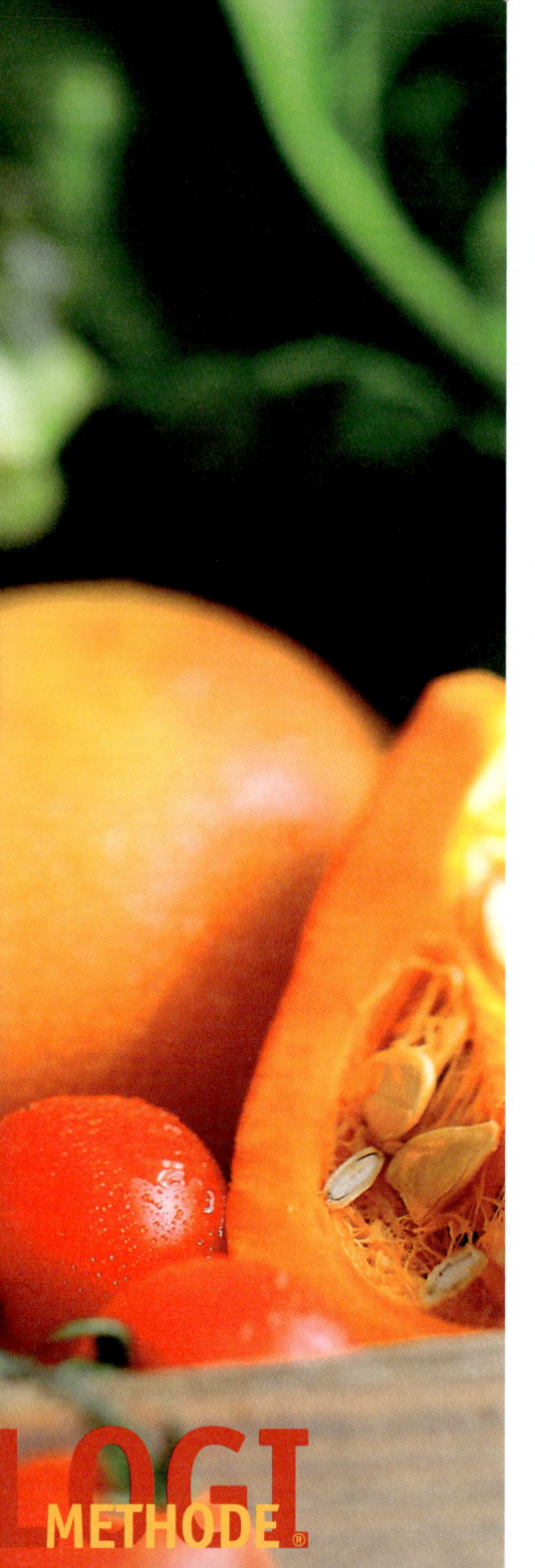

LOGI –
keine
neue Diät,
sondern
eine
Ernährungs-
revolution.

LOGI ist als langfristige Ernährungsgrundform geeignet und absolut empfehlenswert.

Die gültigen Ernährungsempfehlungen der Fachgesellschaften (Energieverteilung: 50 bis 55 Prozent Kohlenhydrate, 25 bis 30 Prozent Fett, 15 bis 20 Prozent Eiweiß) scheinen im Hinblick auf die Gesundheit vieler »modern« lebender Menschen gar nicht wirklich »empfehlenswert« zu sein. Somit war es an der Zeit, die Pfeiler dieser alten Ernährungslehren grundlegend zu überdenken. Genau das tut die LOGI-Methode.

Die LOGI-Methode ist eine Ernährung mit einem reduzierten Kohlenhydratanteil (Nährstoffrelation: 20 bis 30 Prozent Kohlenhydrate, 45 bis 55 Prozent Fett, 20 bis 30 Prozent Eiweiß). LOGI steht dabei für »Low Glycemic und Insulinemic Diet«. Was auf Deutsch so viel heißt wie »Ernährungsmethode zur Förderung eines niedrigen Blutzucker- und Insulinwertes«. Im Klartext: Die Mahlzeiten nach der LOGI-Methode lassen den Blutzuckerspiegel und die Insulinausschüttung nur in geringem Maße ansteigen.

Die Verdauung der Kohlenhydrate.

Warum es sinnvoll ist, den Blutzucker- beziehungsweise Insulinspiegel möglichst im Normalbereich zu halten, erkennt man, wenn man weiß, was in unserem Körper passiert, wenn wir eine kohlenhydratreiche Mahlzeit (zum Beispiel Brot, Backwaren, Nudeln) essen.

Ein Brot besteht in erster Linie aus zahlreichen Stärkemolekülen. Sie können sich ein Stärkemolekül ungefähr wie eine Perlenkette vorstellen. Im Dünndarm werden die vielen Stärkemoleküle aus dem Brot (viele Perlenketten) in ihre Grundbausteine, die Glukose (einzelne Perlen), zerlegt. Erst in Form dieser kleinen Zuckermoleküle können die Kohlenhydrate aus dem Dünndarm ins Blut aufgenommen und im Körper verteilt werden.

Nach dem Verzehr eines Brotes strömt also nach und nach die Glukose aus dem Darm in die Blutbahn und erhöht damit den Blutzuckerspiegel. In Abhängigkeit von der verzehrten Kohlenhydratart kann der Anstieg des Blutzuckers relativ schnell oder verzögert erfolgen. Süßigkeiten enthalten beispielsweise große Mengen Glukose, die rasch aus dem Darm ins

Blut befördert werden kann und damit regelrecht ins Blut schießt. Bei Weißbrot wird die Stärke relativ schnell zu Glukose abgebaut und ins Blut überführt, während es bei Vollkornbrot aufgrund der unverdaulichen Ballaststoffe etwas länger dauert, die Stärke aufzuspalten, wodurch die Glukose erst nach und nach ans Blut abgegeben wird und der Blutzuckerspiegel damit vergleichsweise langsamer ansteigt. Da ein hoher Blutzuckerspiegel ungesund ist und dauerhaft sogar die Blutgefäße schädigen würde, ist unser Körper darum bemüht, den Zucker nach einer Mahlzeit schnell aus dem Blut zu schleusen. Dazu wird aus der Bauchspeicheldrüse das Hormon Insulin ausgeschüttet. Dieses öffnet die Körperzellen für die Glukose aus dem Blut. Dabei gilt: Je mehr Kohlenhydrate verzehrt werden, umso höher steigt der Blutzuckerspiegel an und umso mehr Insulin muss freigesetzt werden, damit der Zucker ausgeschleust wird und der Blutzuckerspiegel wieder auf den Ausgangswert gesenkt werden kann. Bei sportlichen Menschen wird die Glukose nun vorzugsweise in die Muskelzellen aufgenommen und gespeichert, damit sie zur Energiebereitstellung rasch zur Verfügung steht und verbrannt werden kann. Dagegen wird die Glukose bei bewegungsarmen Menschen, die eventuell auch noch Übergewicht haben, vorrangig zu Fett umgebaut und als solches in Fettzellen, aber auch in Muskel- und Organzellen deponiert. Insulin ist aber nicht nur ein Blutzuckersenker, ein hoher Insulinspiegel hemmt gleichzeitig die Fettverbrennung in der Muskulatur.

Das tückische an einer kohlenhydratlastigen Mahlzeit ist zudem, dass sie nicht lange satt hält. Vielleicht haben Sie das selbst schon mal an sich beobachtet: nach dem Verzehr eines süßen Stückchens für den kleinen Hunger zwischendurch macht sich bereits nach kurzer Zeit erneut ein Hungergefühl bemerkbar. Verantwortlich hierfür ist die schnell ins Blut schießende Glukose. Der Körper reagiert darauf mit einer (zu) großen Menge Insulin, die er freisetzt und die die Glukosekonzentration im Blut wieder absinken lässt. Doch meist wird mehr Insulin als nötig ausgeschüttet, wodurch der Blutzuckerspiegel so stark absinkt, dass er nun unter dem normalen Ausgangswert liegt. Das ist der Punkt, an dem man sich circa zwei Stunden nach der kohlenhydratreichen Mahlzeit zittrig und unterzuckert fühlt und erneut zu kohlenhydratreichen Lebensmitteln wie zum Beispiel einem Schokoriegel greift, um den aufkommenden Hunger zu bekämpfen. Eine wahre Kohlenhydratfalle, da dieser Kreislauf jetzt wieder von vorne beginnt.

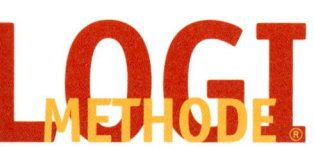

Vergleich der Blutzuckerkurve einer kohlenhydratlastigen Mahlzeit mit einer Blutzuckerkurve bei einer Ernährung nach der LOGI-Methode.

Schnell ansteigende Blutzuckerkurve mit hoher Insulinantwort bei einer kohlenhydratlastigen Mahlzeit.

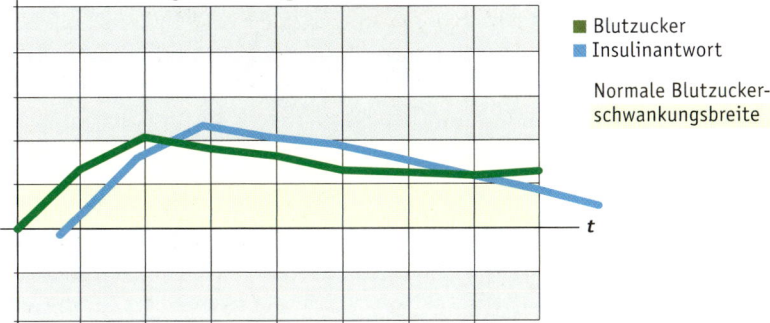

■ Blutzucker
■ Insulinantwort

Normale Blutzucker-schwankungsbreite

Langsam ansteigende Blutzuckerkurve mit niedriger Insulinantwort bei einer Mahlzeit nach der LOGI-Methode.

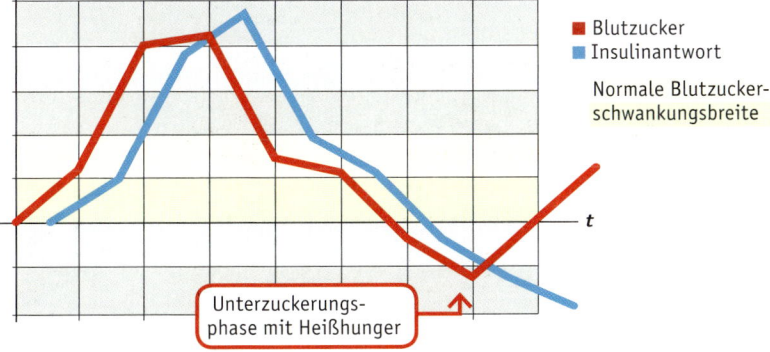

■ Blutzucker
■ Insulinantwort

Normale Blutzucker-schwankungsbreite

Unterzuckerungs-phase mit Heißhunger

Eine kohlenhydratlastige Ernährungsweise erhöht damit nicht nur die Gefahr, viele (unnötige) Kalorien aufzunehmen und damit die Entstehung von Übergewicht zu fördern, sondern strapaziert auch die Bauchspeicheldrüse aufgrund der ständigen Insulinproduktion – das Risiko für die Entwicklung einer Insulinresistenz steigt.

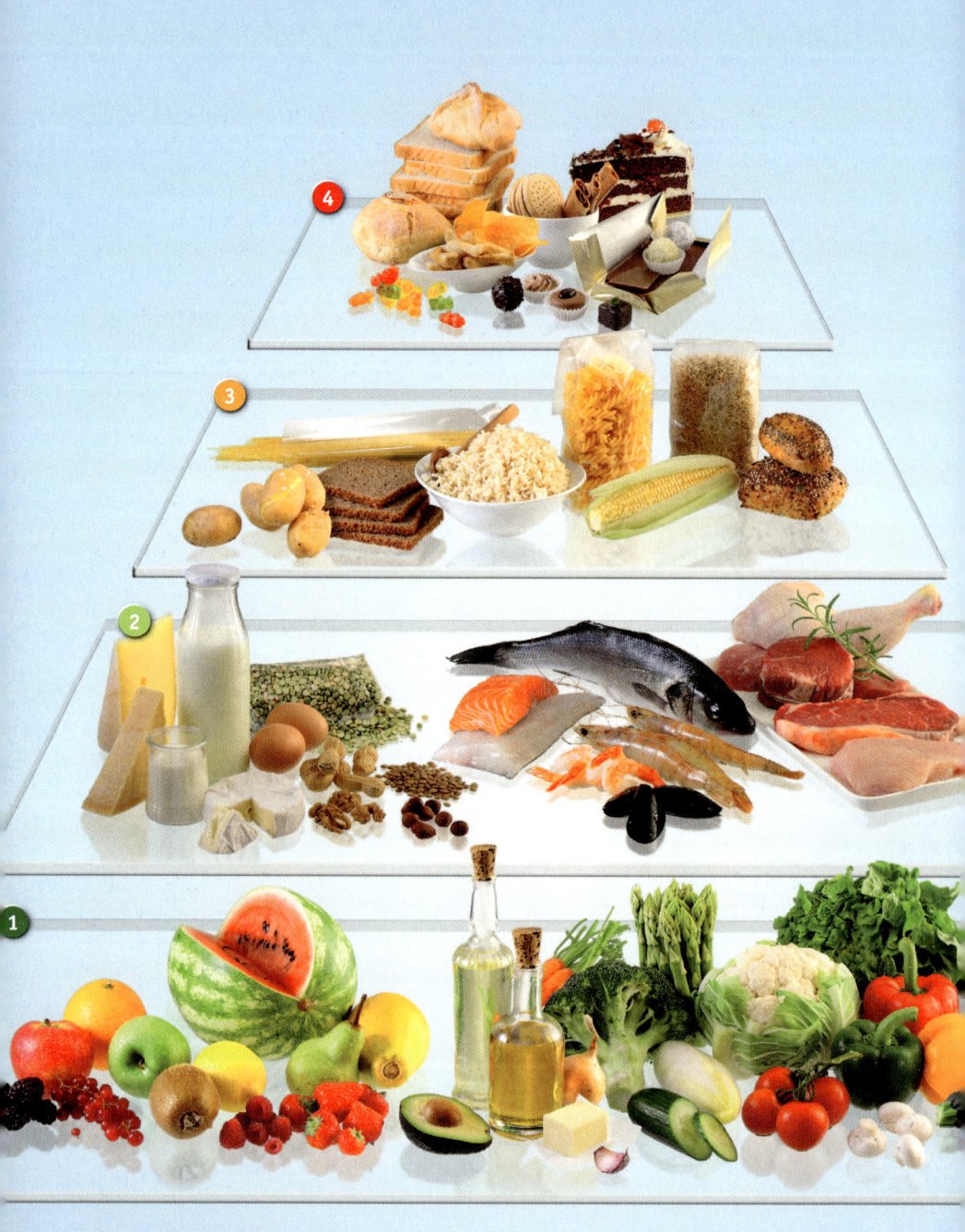

LOGI
METHODE ®

Die LOGI-Pyramide.

Die LOGI-Pyramide bewertet und gruppiert Lebensmittel danach, wie stark ihr Verzehr den Blutzuckerspiegel erhöht. Je breiter die Stufe, desto mehr sollen Sie zugreifen – je schmaler, desto weniger.

Stufe 4: sehr starke Blutzuckerwirkung – nur selten verzehren! Getreideprodukte aus raffiniertem Mehl (Weißmehl) wie Weißbrot und -brötchen, Kartoffelprodukte, geschälter Reis, Süßwaren und gesüßte Erfrischungsgetränke lassen den Blutzuckerspiegel am stärksten Achterbahn fahren. Das fördert den Hunger auf weitere Kohlenhydrate, und deshalb sollten die Lebensmittel dieser Gruppe nur selten und in geringen Mengen verzehrt werden.

Stufe 3: starke Blutzuckerwirkung – maßvoll genießen! Vollkornprodukte wie Vollkornbrot, Vollkornnudeln, Kartoffeln, Mais und brauner Reis sollten nur in Maßen verzehrt werden. Die richtige Menge hängt von verschiedenen Faktoren ab. Die Faustregel: Je dicker der Bauch und je geringer die körperliche Aktivität, desto weniger Kohlenhydrate sollten auf den Teller kommen.

Stufe 2: geringe Blutzuckerwirkung – täglich bei jeder Mahlzeit verzehren! Es gibt das Vorurteil, dass bei LOGI täglich Fleisch empfohlen wird. Das stimmt nicht; Abwechslung bei den Eiweißquellen ist sogar von Vorteil. Neben Fleisch gehören Eiweißlieferanten wie Fisch, Meerestiere, Milch und Milchprodukte, Hülsenfrüchte, Nüsse, Käse und Eier regelmäßig auf den LOGIschen Speiseplan. Zum Beispiel pro Woche drei- bis viermal Fleisch und zwei- bis dreimal Fisch, täglich zwei bis drei Portionen Milch und Milchprodukte sowie regelmäßig Hülsenfrüchte und Eier.

Basis: geringe Blutzuckerwirkung – täglich reichlich bei jeder Mahlzeit verzehren! Täglich zwei Portionen zuckerarmes Obst wie Beeren und drei Portionen stärkefreies Gemüse, Pilze und Salat – so lautet unsere Empfehlung für diese Lebensmittelgruppe. Hochwertige Öle wie Oliven-, Walnuss-, Hanf- und Rapsöl sollten großzügig als Zutat verwendet werden.

Die LOGI-Methode setzt auf eine kohlenhydratarme Ernährungsweise, die fettbewusst und reich an Eiweiß ist – der Kreislauf der Kohlenhydratfalle wird unterbrochen.

Damit stellen die Empfehlungen der LOGI-Methode die bisher gültigen Ernährungspyramiden fast vollständig auf den Kopf. Wie Sie an der LOGI-Pyramide sehen können, liegt der Fokus der täglichen Ernährung nämlich nun vor allem auf einer Auswahl an vielen verschiedenen stärkefreien beziehungsweise stärkearmen Gemüsesorten, Salaten, frischen zuckerarmen Früchten sowie reichlich eiweißhaltigen Nahrungsmitteln wie Fleisch, Geflügel und Fisch, Milchprodukten und Nüssen sowie Hülsenfrüchten. Ein hoher Stellenwert wird zudem den hochwertigen Fetten und Ölen beigemessen. Kohlenhydratreiche Lebensmittel wie Brot, Nudeln, Kartoffeln, Reis und Getreideprodukte bilden nun nicht mehr die Basis der täglichen Ernährung, sondern werden in der LOGI-Ernährung bewusst nur in kleinen Portionen empfohlen. Auch Getreideprodukte aus raffiniertem Mehl (Weißmehl) und Süßwaren sind zwar nicht verboten, werden aber auch nicht empfohlen. Je weniger Sie davon essen, desto günstiger wirkt sich das auf Ihre Figur und eine lange Gesundheit aus.

> **Fazit:** Greifen Sie zu bei Fisch, Geflügel, Fleisch, Meeresfrüchten, Eiern und Milchprodukten sowie Hülsenfrüchten und Nüssen und sorgen Sie für eine bunte Abwechslung dieser hochwertigen Eiweißquellen. Kombinieren Sie die Eiweißkomponente einer Mahlzeit stets mit einer großen Portion Salat, Gemüse oder Obst und verfeinern es gegebenenfalls mit hochwertigen Ölen.

> **Merke:** Vor allem raffinierte Kohlenhydratprodukte (d.h. industriell verfeinerte Lebensmittel wie Kuchen, Brezeln, Softdrinks, Eiernudeln uvm.) enthalten keine Vitamine, Mineralstoffe oder sonstige gesundheitsförderliche Inhaltsstoffe. Sie sorgen dafür, dass man bereits nach kurzer Zeit schon wieder Hunger hat – und sie belasten den Energie-, den Zucker- und auch den Fettstoffwechsel und machen damit dick und krank. Es kommt also auf die Qualität (bevorzugt Vollkornprodukte) und die Menge der täglich zugeführten Kohlenhydrate an. Aber: Es ist nicht im Sinn der LOGI-Methode aus der Fettphobie nun eine Kohlenhydrathysterie entstehen zu lassen.

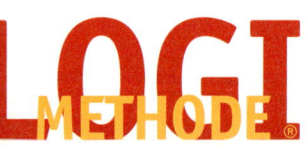

Die Grundsätze der LOGI-Ernährung.

1. Essen Sie sich satt!

Eine sättigende Wirkung wird sehr effektiv über Nahrungsmittel erzielt, die neben einem großen Volumen gleichzeitig ein hohes Gewicht aufweisen. Eine voluminöse Mahlzeit sorgt für eine entsprechende Dehnung der Magenwand, welche vom Körper als Sättigungssignal verstanden wird. Zudem ist davon auszugehen, dass der Mensch eine bestimmte Menge beziehungsweise ein bestimmtes Gewicht an Nahrung aufnehmen muss, um sich richtig satt fühlen zu können.

Wie praktisch, dass Gemüse und Obst genau diese beiden Faktoren in sich vereinen. Das verhältnismäßig hohe Gewicht haben die von Natur aus recht voluminösen Gemüse- und Früchtesorten ihrem hohen Wassergehalt zu verdanken. Denn je höher der Wasseranteil eines Lebensmittels ist, umso schwerer ist es. Gleichzeitig liefern sie aber nur wenig Energie und viele Ballaststoffe, die zusätzlich eine sättigende Wirkung aufweisen. Wenn Sie sich bei der Auswahl der Lebensmittel an der LOGI-Pyramide orientieren, können Sie sich von der ersten Stufe gerne nach Herzenslust an der riesigen Auswahl an stärkearmen Gemüse, Salaten und Obst satt essen, ohne dabei lästige Kalorien zu zählen oder sich um die Figur sorgen zu müssen. Da der Zuckergehalt von Früchten im Gegensatz zu Gemüse vergleichsweise hoch ist, sollte sich Ihre Auswahl aus der bunten Vielfalt immer aus drei Portionen Gemüse und zwei Portionen Obst zusammensetzen.

Lediglich bei süßen Obstsorten (u.a. Bananen, Weintrauben und Trockenobst) gilt es, wachsam zu sein, da sie größere Mengen Fruchtzucker enthalten, der gerade beim Abnehmen kontraproduktive Effekte erzielen würde. Bevorzugen Sie daher lieber die weniger süßen Früchte wie zum Beispiel zuckerarme Beeren (u.a. Erdbeere, Himbeere, Johannisbeere), Kiwi, Aprikosen und Wassermelone.

Die Fruchtzuckerproblematik

Fruchtzucker (Fruktose) wird im Gegensatz zu anderen Kohlenhydraten über einen Stoffwechselweg abgebaut, für den kein Insulin notwendig ist. Gerade für Diabetiker schien das ideal zu sein. So wurden Diabetikerprodukte jahrelang mit Fruchtzucker gesüßt, in dem Glauben, den Diabetespatienten damit etwas Gutes zu tun. Doch Fehlanzeige – die wissenschaftliche Datenlage zeigt, dass Fruchtzucker, insbesondere in isolierter Form wie in Getränken, gesundheitlich äußerst bedenklich ist:

- Fruchtzucker hat eine geringe sättigende Wirkung (Gefahr, zu viel Kalorien aufzunehmen!).
- Fruchtzucker wirkt appetitanregend.
- Fruchtzucker hat einen starken Einfluss auf die Neubildung von Fett (Fettleber).
- Fruchtzucker erhöht die Triglyzeride im Blut.
- Fruchtzucker erhöht den Harnsäurespiegel (Gichtgefahr!).
- Fruchtzucker in zu hohen Mengen macht dick.

Meiden Sie daher zuckerreiche Obstsorten, Fruchtsäfte, Fruchtnektare und mit Fruchtzucker gesüßte Softdrinks!

2. Fett macht nicht gleich fett!

In den klassischen Ernährungsempfehlungen sind Fette in die Spitze der Pyramide verbannt worden und halten damit dazu an, sie so wenig wie möglich in die Auswahl und Zubereitung der Mahlzeiten einzubeziehen. In der LOGI-Ernährung sieht das anders aus: Pflanzliche und tierische Fette zählen hier zu den wichtigsten Basislebensmitteln, und das hat seine Berechtigung. Fett erfüllt zahlreiche wichtige Funktionen in unserem Körper und ist somit ein unverzichtbarer Nährstoff. Neben seiner Rolle als Energielieferant ist Fett

- ein wesentlicher Baustein der Körperzellen,
- am Aufbau diverser Hormone beteiligt,
- für die Aufnahme der fettlöslichen Vitamine (A, D, E, K) notwendig,
- für den Schutz und die Isolation der Körperorgane verantwortlich,
- eine Unterstützung für das Immunsystem,
- wichtig für die Entwicklung des Gehirns
- u. v. m.

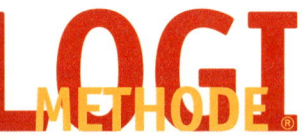

Bei der Auswahl der richtigen Fette ist die Qualität entscheidend. Möchten Sie in Ihrer Ernährung den Kohlenhydratanteil zugunsten eines höheren Fettanteils senken, sind vor allem Fette mit einfach ungesättigten Fettsäuren und mit Omega-3-Fettsäuren zu bevorzugen. Die ungesättigten Omega-3-Fettsäuren steuern viele lebenswichtige Körperfunktionen. Unter anderem besitzen sie eine antientzündliche Wirkung. Rapsöl, Olivenöl, Wallnuss- oder Leinöl sind pflanzliche Omega-3-Fettsäure-Lieferanten. Allerdings können wir Menschen die pflanzlichen Omega-3-Fettsäuren nicht so gut für die Bildung wichtiger Gewebshormone nutzen wie die tierischen. Noch wertvoller sind deshalb die tierischen Nahrungsquellen, insbesondere die fettreichen Seefische wie zum Beispiel Hering, Lachs, Makrele und Sardinen. Aber auch Wildfleisch oder Fleisch und Milchfett von freilaufenden, grasenden Wiederkäuern können wertvolle Omega-3-Fettsäuren liefern. Nutzen Sie die genannten Öle deshalb beim Anmachen von Salaten oder zum Verfeinern und Braten von Gemüse oder Fleisch und essen Sie artgerecht produziertes Fleisch, Milchprodukte und Eier und mindestens zweimal pro Woche leckeren Tiefseefisch.

Hätten Sie das gedacht? Mit qualitativ hochwertigen Fetten können Sie Ihren Stoffwechsel ins Lot bringen. Zahlreiche Untersuchungen belegen, dass durch einen gesteigerten Fettverzehr anstelle von Kohlenhydraten nicht nur die Blutzucker- und Insulinkonzentrationen positiv beeinflusst werden, sondern sich sogar die Blutfettwerte deutlich verbessern und den erhöhten Blutdruck senken. So unerklärlich sich das für Sie auch anhören mag, aber eine fettreiche Kost kann auf diese Weise das Risiko, an Herz-Kreislauf-Erkrankungen zu erkranken, deutlich reduzieren. Das richtige Fett macht also wirklich fit! Bedenklich wird eine hohe Fettzufuhr allerdings, wenn gleichzeitig auch reichlich Kohlenhydrate verzehrt werden. Ungünstige Blutparameter und daraus resultierende Risiken für verschiedene Stoffwechselerkrankungen und Übergewicht wären die Folge. Mit einer Umstellung auf LOGI wird der Zucker- und Stärkeanteil der Nahrung aber ganz automatisch reduziert und die gesundheitsförderlichen Effekte der wertvollen Fette werden sich im Blutprofil widerspiegeln – sowohl bei gesunden Menschen als auch bei Menschen, die bereits an Stoffwechselerkrankungen leiden.

3. Eiweiß(reich)!

Tierische und pflanzliche Eiweißlieferanten spielen ebenfalls eine bedeutsame Rolle in der Ernährung nach LOGI. Eiweiß macht satt und das mit einer größeren Effektivität als alle anderen Nährstoffe. Zudem lässt eine eiweißreiche Ernährung bei gleichzeitiger Kohlenhydratreduktion den Blutzucker- und Insulinspiegel weniger stark ansteigen. Damit werden Heißhungerattacken vermieden und eine geringere Fetteinspeicherung erreicht. Ein höherer Eiweißanteil in der Nahrung sorgt zusätzlich für ein gesundheitsförderliches Blutfettprofil – das gilt sowohl für pflanzliches als auch für tierisches Eiweiß, und es senkt den Blutdruck! Eiweiß ist außerdem ein wichtiger »Energybooster« (»Energieverbrauch-Ankurbler«), da die Verstoffwechslung der Eiweiße für den Körper mit mehr Arbeit und Anstrengung verbunden ist als für jene von Kohlenhydraten und Fetten. Somit werden durch den Verzehr von Eiweißen zusätzlich Kalorien verbrannt, ohne dass man dafür seine Muskeln anstrengen oder weniger essen müsste.

Eiweiß ist über die Jahre hinweg aber immer wieder in Verruf geraten: Es trage zur Übersäuerung des Körpers bei, führe zu Osteoporose und schädige die Nieren. Das waren aber alles nur Thesen, die längst widerlegt worden sind. Fakt ist, dass viele Eiweißlieferanten säurebildend wirken. Aber eine Übersäuerung des Körpers würde sich erst einstellen, wenn der Säure-Basen-Haushalt nicht ausgeglichen ist. Da bei der LOGI-Kost zu jeder eiweißhaltigen Mahlzeitig gleichzeitig viele Basen in Form von Obst und Gemüse im Überschuss geliefert werden, müssen Sie sich um eine Übersäuerung Ihres Körpers und die Entstehung von Osteoporose keine Sorgen machen. Und auch das Vorurteil, dass Eiweiß eine nierenschädigende Wirkung hat, kann so auf keinen Fall stehen bleiben. Studien belegen: Eine gesunde Niere passt sich an, indem sie mehr Funktionseinheiten bildet und kann so mit einer proteinreichen Kost problemlos fertig werden, ohne dabei einen Schaden zu erleiden.

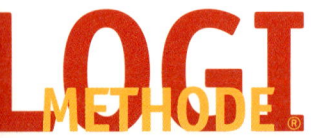

Gut zu wissen!

- Die Muskulatur ist ein wichtiger Energieverwerter des Körpers, d.h. sie verbrennt sowohl im Ruhezustand, aber vor allem bei körperlicher Anstrengung (z.B. Muskeltraining) Kalorien.

- Die Muskeln gehören somit zur stoffwechselaktiven Masse des Körpers, ganz im Gegensatz zum Fettgewebe, welches eher stoffwechselinaktiv ist.

- Je höher also der Muskelanteil des Körpers ist, umso mehr Energie bzw. Kalorien werden verbraucht.

- Eiweiße sind der Baustoff, aus denen das Muskelgewebe aufgebaut ist.

- Bei den meisten herkömmlichen Diäten, v.a. Crashdiäten, ist die Gewichtsabnahme zunächst auf den Verlust von Wasser und den Abbau von Muskeleiweißen zurückzuführen. Das Fettgewebe, welches ja eigentlich reduziert werden soll, bleibt dagegen erhalten.

- Eine eiweißreiche Kost nach LOGI erweist sich beim Abnehmen daher als sehr sinnvoll, da sie dafür sorgt, dass der Körper seinen Energiebedarf nicht aus dem Abbau des Körpereiweißes stillt, sondern das körpereigene Fett zur Energiegewinnung nutzt.

- Die stoffwechselaktiven Muskelzellen bleiben somit erhalten und können weiterhin zu einer effektiven Kalorienverbrennung beitragen.

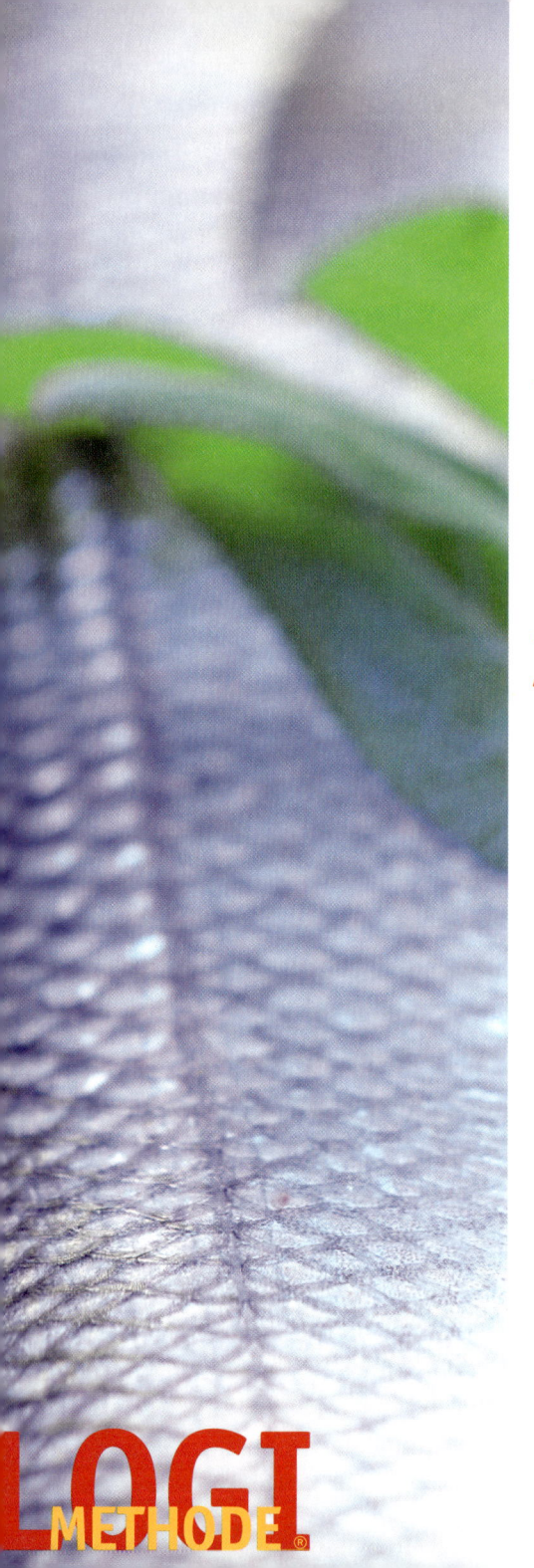

Ihre Gesundheit und das Wohl- befinden profitieren – jeden Tag!

Die LOGI-Methode vereint alle Vorteile einer gesunden und figurfreundlichen Ernährung.

1. Sie hat eine sehr niedrige Energiedichte, das heißt, Sie können sich satt essen, ohne die Aufnahme zu vieler Kalorien fürchten zu müssen.

2. Sie liefert eine hohe Nährstoffdichte, da sie besonders reich an gesundheitsfördernden Vitaminen, Mineralstoffen und sekundären Pflanzenstoffen ist, die den Stoffwechsel und die Fettverbrennung ankurbeln.

3. Aufgrund der hohen Zufuhr von wasser- und ballaststoffreichen Lebensmitteln sowie hochwertigen Eiweißen ist sie gut und lang anhaltend sättigend.

4. Sie erleichtert dank des Verzichts auf ständiges Wiegen und Kalorienzählen eine unkomplizierte Gewichtskontrolle.

5. Sie erhöht den Blutzucker aufgrund der Kohlenhydrateinsparung und der gesteigerten Eiweißzufuhr nur minimal und hält ihn stabil im Idealbereich.

6. Sie bewirkt eine niedrige Insulinsekretion und reduziert somit das Risiko, an Typ-2-Diabetes zu erkranken.

7. Müdigkeit und Trägheit nach dem Essen fallen von nun an weg.

8. Der Heißhunger auf Kohlenhydrate und Süßes verschwindet mit der Zeit von ganz allein.

9. Sie beeinflusst die Blutfette günstig. Der Gesamtcholesterinspiegel, das LDL- und VLDL-Cholesterin sowie die Triglyzeride sinken, während gleichzeitig das »gute« HDL-Cholesterin im Blut ansteigt. Die Verbesserung der Stoffwechselparameter wird sich schnell einstellen und zwar unabhängig davon, ob Sie bereits Gewicht verloren haben oder nicht.

10. Sie hält den Blutdruck niedrig. Dafür sorgen reichlich Kalium, Kalzium und Magnesium aus den großen Gemüseportionen, Salaten, Beeren und Früchten sowie der Mix aus mehr Eiweiß und ungesättigten Fettsäuren.

11. Sie steigert den Genuss und die Lebensqualität. Wenn Sie die LOGI-Prinzipien beherzigen, können Sie aus einer großen Auswahl an Lebensmitteln abwechslungsreiche Gerichte kreieren und diese nach Lust und Laune genießen. Dabei fühlt sich nicht nur die Seele, sondern auch die Figur und die Gesundheit wohl!

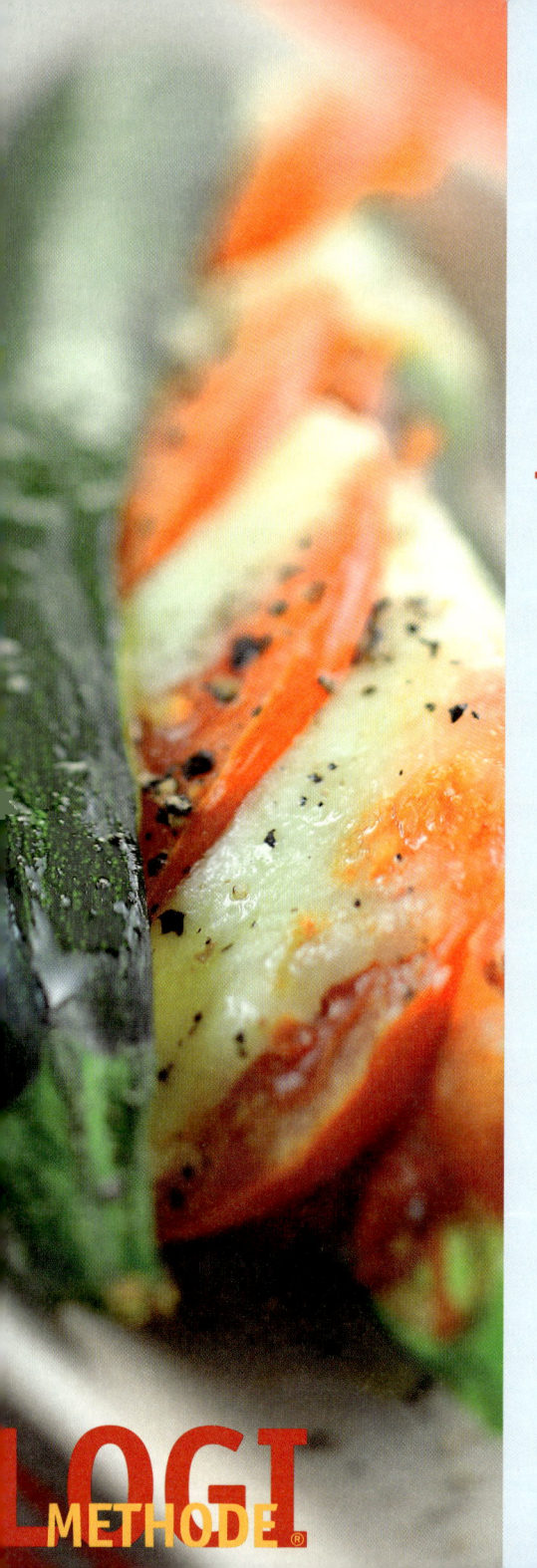

Ist die LOGI-Methode die richtige für mich?

LOGI
METHODE®

In erster Linie sind es Menschen mit Übergewicht (vor allem am Bauch) und/oder erhöhten Blutzucker- und Blutfettwerten sowie Patienten mit einer bestehenden Insulinresistenz (metabolisches Syndrom, Typ-2-Diabetes, PCO-Syndrom und Nicht-alkoholische Fettleber), für die die Umstellung Ihrer Ernährung auf LOGI-Kost besonders profitabel ist. Der entgleiste Stoffwechsel pendelt sich im gesunden Normalbereich ein, und der Risikofaktor Übergewicht wird abgebaut.

Da der Bedarf aller Nährstoffe über die LOGI-Ernährung gedeckt wird, ist sie natürlich auch für alle gesunden und schlanken Menschen als Dauerkost uneingeschränkt empfehlenswert. Es wird Ihnen leichter fallen, Ihr Wunschgewicht zu halten und gesundheitlichen Risiken wie Übergewicht, Fett- und Zuckerstoffwechselstörungen oder Typ-2-Diabetes vorzubeugen.

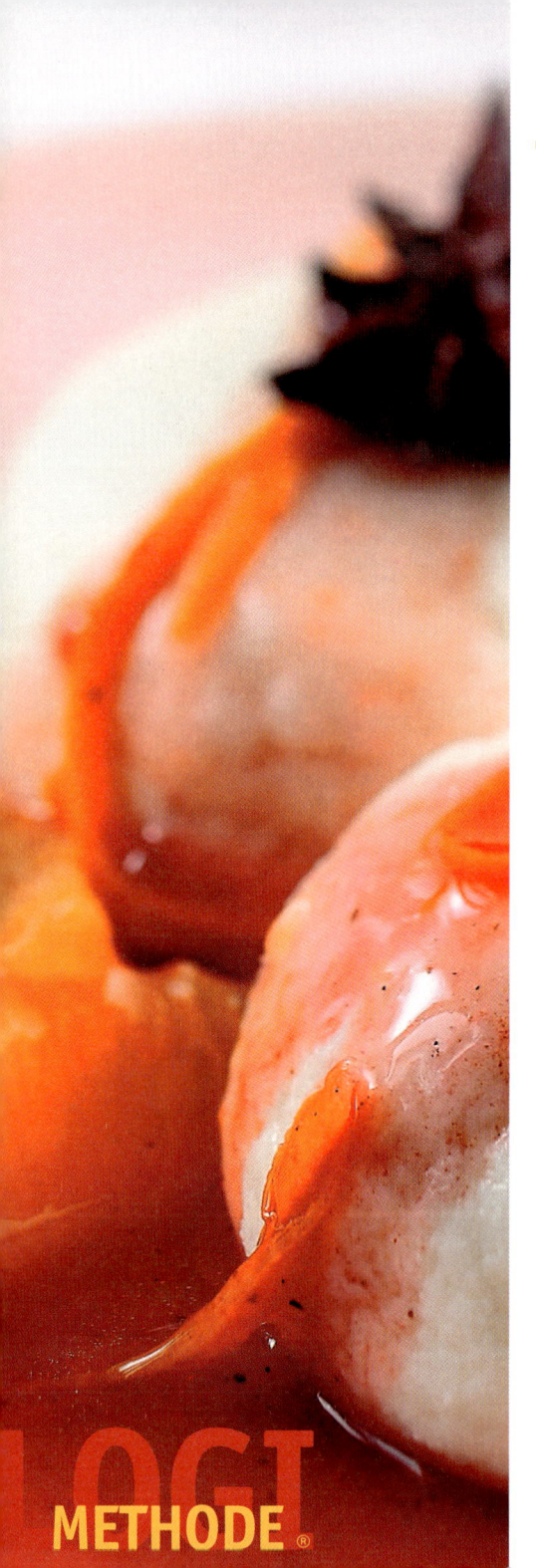

Typ-2-Diabetes.

Typ-2-Diabetes gehört zu den schwerwiegendsten Volkskrankheiten Deutschlands.

Derzeit leben in Deutschland rund sieben Millionen Menschen mit einem medikamentös behandelten Typ-2-Diabetes-mellitus, weitere vier Millionen wissen noch gar nicht, dass sie Diabetiker sind und geschätzte elf Millionen Deutsche haben bereits einen Prä-Diabetes (Vorstadium des Typ-2-Diabetes) entwickelt – Tendenz steigend. Diese Zahlen sind erschreckend, spiegeln aber im Grunde nur die zu erwartenden Konsequenzen eines durch Inaktivität und Fehlernährung geprägten Lebensstils vieler Menschen wider.

Der Typ-2-Diabetes-mellitus ist im Volksmund auch als »Altersdiabetes« bekannt, da sein Auftreten in der Vergangenheit vorwiegend bei älteren Menschen beobachtet wurde. Diese Bezeichnung wird ihm heute allerdings nicht mehr gerecht, da zunehmend jüngere Erwachsene und sogar Kinder und Jugendliche an dieser chronischen Stoffwechselstörung leiden. Typ-2-Diabetes ist zunächst durch einen relativen Insulinmangel gekennzeichnet, das heißt, obwohl reichlich Insulin zur Verfügung steht, verfehlt es seine Wirkung, so als wäre kein Insulin vorhanden. Das ist die Folge anderer Fehlregulierungen im Stoffwechsel des Körpers. Das Zusammenspiel von genetischen Faktoren, (abdominales) Übergewicht, Bewegungsmangel und Fehlernährung führt über kurz oder lang dazu, dass die Zellen des Körpers eine Insulinresistenz entwickeln. Das bedeutet, dass sie weniger sensitiv auf einen Insulinanstieg nach einer kohlenhydrathaltigen Mahlzeit reagieren, wie das normalerweise bei gesunden Menschen der Fall ist. Die Zellen sind nicht in der Lage, das Insulin zu erkennen und infolgedessen kann auch keine Glukose in die Zellen aufgenommen werden – der Blutzuckerspiegel steigt an.

Die Bauchspeicheldrüse versucht, die Resistenz der Zellen gegenüber Insulin zu überwinden, indem sie nun größere Mengen Insulin ausschüttet, damit die Glukose aus dem Blut in die Zellen aufgenommen werden kann. Patienten mit einer Insulinresistenz weisen deshalb nicht selten fünf- bis zehnfach höhere Blutinsulinkonzentrationen auf als Gesunde. Die insulinproduzierenden Zellen der Bauchspeicheldrüse können diesen enormen Arbeitsaufwand über eine längere Zeit hinweg aufrechterhalten und gewährleisten damit, dass der Zucker aus dem Blut in die Zellen gelangt und der Blutzuckerspiegel weiterhin im »wünschenswerten« Normalbereich liegt. Doch mit den Jahren wird die Insulinproduktion zunehmend erschöpft, der Blutzucker steigt aufgrund des Insulinmangels wieder an und aus dem jahrelangen Prä-Diabetes hat sich ein ausgeprägter Typ-2-Diabetes entwickelt.

Die offiziellen Ernährungsempfehlungen bei Diabetes halten die Patienten dazu an, ihre Ernährung möglichst kohlenhydratreich (45 bis 60 Prozent) zu gestalten. Eigentlich sehr unlogisch, wenn man bedenkt, dass Menschen mit einer Kohlenhydratverwertungsstörung weiterhin vergleichsweise hohe Mengen Kohlenhydrate empfohlen werden, die zu verarbeiten ihr Körper aber gar nicht imstande ist. Auf diese (Ernährungs-)Weise tut man dem Stoffwechsel eines Diabetespatienten keinen Gefallen:

- Die hohe Insulinmenge, die den Körper des Diabetikers nach einer kohlenhydratreichen Mahlzeit durchflutet, stimuliert die Einlagerung von Fett in die Zellen und regt zudem die Neubildung von Fettgewebe an.

- Das Übergewicht, welches bei vielen Patienten zuvor schon einer der Auslöser für die Entwicklung einer diabetischen Stoffwechselsituation war, wird durch solch eine Ernährung leicht um weitere unnötige Pfunde erhöht und schürt damit das Fortschreiten der Insulinresistenz. Ein Teufelskreis, der nur schwer zu durchbrechen ist!

- Typ-2-Diabetiker zeigen häufig hohe Blutzuckerspitzen nach einer kohlenhydratlastigen Mahlzeit, welche im Zusammenhang mit diabetischen Spätkomplikationen stehen.

In der Behandlung des Typ-2-Diabetes liegt der Fokus gerade am Anfang auf der gesundheitsförderlichen Veränderung der sogenannten »Lifestyle-Faktoren«. Die Komponenten Bewegung und Ernährung erweisen sich dabei als besonders Erfolg versprechend. Denn mithilfe einer Ernährungsweise, die der Stoffwechselsituation des Diabetikers entgegenkommt, einer gesteigerten körperlichen Aktivität und dem daraus resultierenden Abbau von Übergewicht dreht man an den wesentlichen Schrauben, die die Entstehung des Typ-2-Diabetes überhaupt erst verursacht haben. Eine bestehende Insulinresistenz kann in vielen Fällen über diese vergleichsweise »einfachen« Schritte erfolgreich abgebaut beziehungsweise verbessert werden.

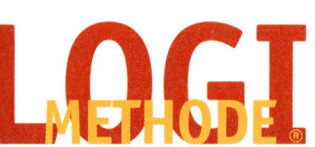

Die LOGI-Methode ist eine Ernährungsweise, die absolut »diabetikergeeignet« ist!

- Durch die verminderte Kohlenhydratzufuhr ist sowohl die Blutzuckerwirkung als auch der Insulinbedarf erniedrigt. Blutzuckerschwankungen beziehungsweise Blutzuckerspitzen fallen weg – der Blutzuckerspiegel pendelt sich auf einem niedrigen Niveau ein.

- Wenn ein Diabetiker auf LOGI umstellt, muss er entsprechend sofort die Diabetesmedikamente beziehungsweise die Insulingaben drastisch reduzieren, da sonst Unterzuckerung droht! Viele Diabetiker können nach kurzer Zeit gänzlich auf Medikamente/Insulin verzichten.

- Ein wichtiges Ziel lautet »Gewichtsreduktion durch Körperfettabbau«. Mithilfe einer LOGIschen Ernährung gelingt dies einfacher als mit den herkömmlichen Ernährungsempfehlungen. Die Herabsenkung der erhöhten Insulinspiegel im Blut sind der Startschuss für die Fettverbrennung, und Heißhungerattacken wird dank stabilem Blutzucker vorgebeugt. Überflüssige Kilos können so (leichter) abgebaut werden.

- Zusätzlich verbessern sich weitere Stoffwechselparameter (zum Beispiel Blutfette, Cholesterin, Blutdruck).

Der (Prä-)Diabetes wird so zum Rückzug gedrängt, und das Risiko für Folgeerkrankungen sinkt.

Im Kapitel »Die LOGI-Methode in der Rehaklinik Überruh« werden Ihnen die Ergebnisse einer klinikeigenen Studie vorgestellt, die sich genauer mit den günstigen Effekten der LOGI-Kost auf die Stoffwechselsituation und den Medikamentenbedarf von Typ-2-Diabetikern auseinandergesetzt hat.

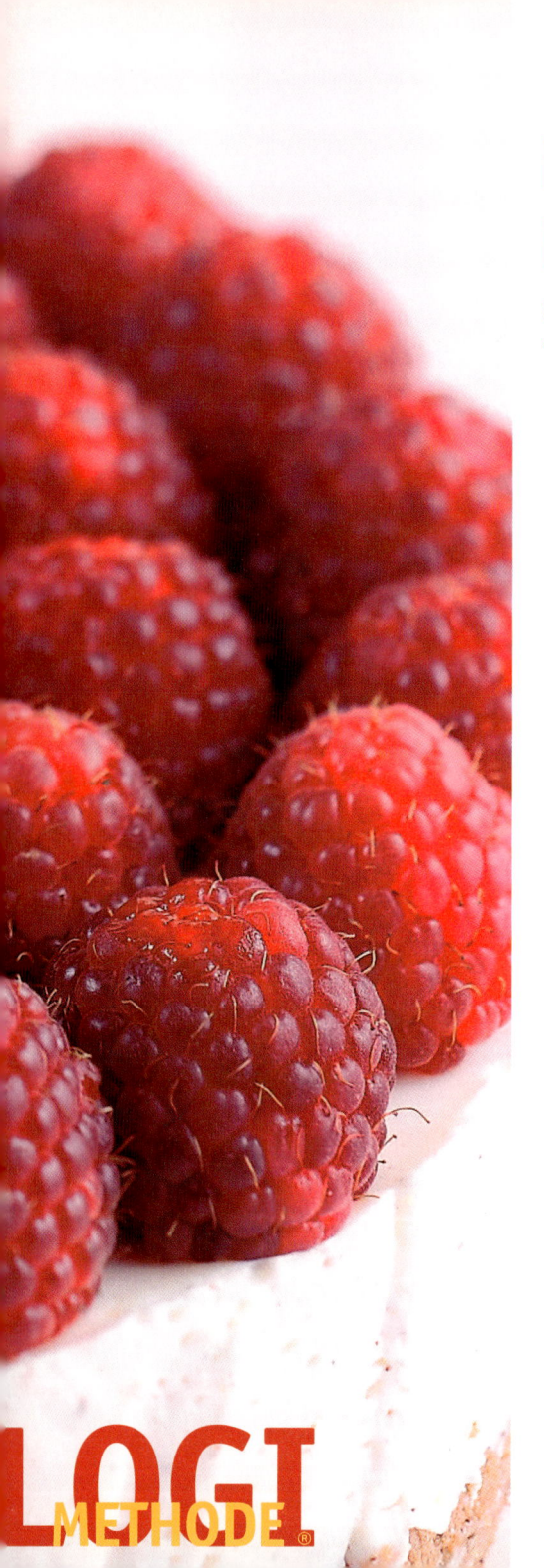

Das meta-bolische Syndrom.

In unseren westlichen Industriegesellschaften sind bereits 20 bis 40 Prozent der Bevölkerung von diesem sogenannten »Wohlstandssyndrom« betroffen, daher wird sogar zunehmend von einer modernen Epidemie gesprochen.

Das metabolische Syndrom, auch Insulinresistenzsyndrom genannt, entwickelt sich bei geringer Muskelaktivität, mit der Zunahme des Fettgehaltes in Muskel und Leber und tritt typischerweise mit dem bauchbetonten Fettansatz gehäuft auf.

Kennzeichnend für das metabolische Syndrom ist das gemeinsame Auftreten verschiedener Symptome: gestörte Nüchternglukose (gestörter Kohlenhydratstoffwechsel), Dyslipoproteinämie (gestörter Fettstoffwechsel), Bluthochdruck und bauchbetontes Übergewicht.

Definition des metabolischen Syndroms nach der IDF (International Diabetes Federation)

Risikofaktor	Grenzwert
Taillenumfang (für Europa)	Männer ≥ 94 cm Frauen ≥ 80 cm
Und mindestens zwei weitere der nachfolgenden Faktoren	
erhöhte Triglyzeride	≥ 150 mg/dl oder spezifische Therapie dieser Fettstoffwechselstörung
niedriges HDL-Cholesterin	Männer ≤ 40 mg/dl Frauen ≤ 50 mg/dl oder spezifische Therapie dieser Stoffwechselstörung
Bluthochdruck	systolisch ≥ 130 mmHg oder diastolisch ≥ 85 mmHg oder antihypertensive Therapie
erhöhte Nüchternglukose	≥ 100 mg/dl oder Typ-2-Diabetes

All diese Symptome haben eine gemeinsame Ursache: die Insulinresistenz. Die verminderte Fähigkeit der Zellen, auf Insulin zu reagieren, ist entscheidend an dem pathophysiologischen Entstehungsprozess jedes einzelnen Parameters beteiligt.

Bauchbetontes Übergewicht ist ein hoher Risikomarker, denn es spielt eine erhebliche Rolle bei der Entwicklung der Insulinresistenz und damit der Ursache der anderen Symptome des metabolischen Syndroms. Im Gegensatz zu Fettgewebe, welches in gesunder Art und Weise unter der Haut am Bauch sowie an Beinen und Po überschüssige Kalorien deponiert, ist das Fettgewebe im Bauchraum sehr stoffwechselaktiv. Es ist für die Ausschüttung von Fettgewebshormonen und Entzündungsmediatoren verantwortlich, welche ungünstige Auswirkungen auf den Fettstoffwechsel haben und die Resistenz der Körperzellen gegenüber Insulin schüren. Zwischen dem Bauchfettansatz (messbar am Taillenumfang) und der Insulinresistenz besteht ein enger Zusammenhang: Je übergewichtiger eine Person ist, umso ausgeprägter ist oftmals auch die Insulinresistenz. Es gibt aber auch unter den Normalgewichtigen Menschen, die dazu neigen, vermehrt Körperfett in der Bauchraumregion anzusetzen. Sie weisen die gleichen Störungen und Merkmale des metabolischen Syndroms auf wie Übergewichtige mit abdominellem Fettansatz.

Die Entwicklung eines Typ-2-Diabetes und die Ausbildung von Herz-Kreislauf-Erkrankungen können die Folgen eines manifestierten metabolischen Syndroms sein. Circa 80 bis 90 Prozent der Typ-2-Diabtiker leiden an dem metabolischen Syndrom.

Der Abbau von Bauchkörperfett ist die wichtigste Maßnahme, um die Insulinsensitivität von Menschen mit metabolischem Syndrom zu verbessern. Wie zuvor schon beim Diabetes-Typ-2 erklärt, kommt auch in der Behandlung des metabolischen Syndroms der Veränderung der Lebensstilfaktoren eine wichtige Bedeutung zu. Eine Veränderung des Ernährungsverhaltens in Kombination mit gesteigerter körperlicher Aktivität sind die Voraussetzung für eine erfolgreiche Gewichtsreduktion.

Die LOGI-Methode kann die Entwicklung beziehungsweise Rückbildung des metabolischen Syndroms beeinflussen, da sie gezielt auf die Insulinresistenz – die zentrale Ursache des metabolischen Syndroms – wirkt.

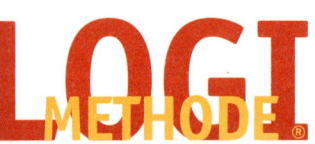

Durch die Absenkung des Insulinspiegels in Verbindung mit körperlichem Training lassen sich positive Effekte auf

- eine Reduktion des abdominalen Fettgewebes (Fett im Bauchraum),
- den Lipidstoffwechsel (Gesamtcholesterin, LDL- und VLDL-Cholsterin sowie Triglyzeride sinken ab und HDL-Cholesterin steigt an),
- den Blutzucker (konstanter Blutzuckerspiegel)
- **und damit auf alle Symptome des metabolischen Syndroms erzielen.**

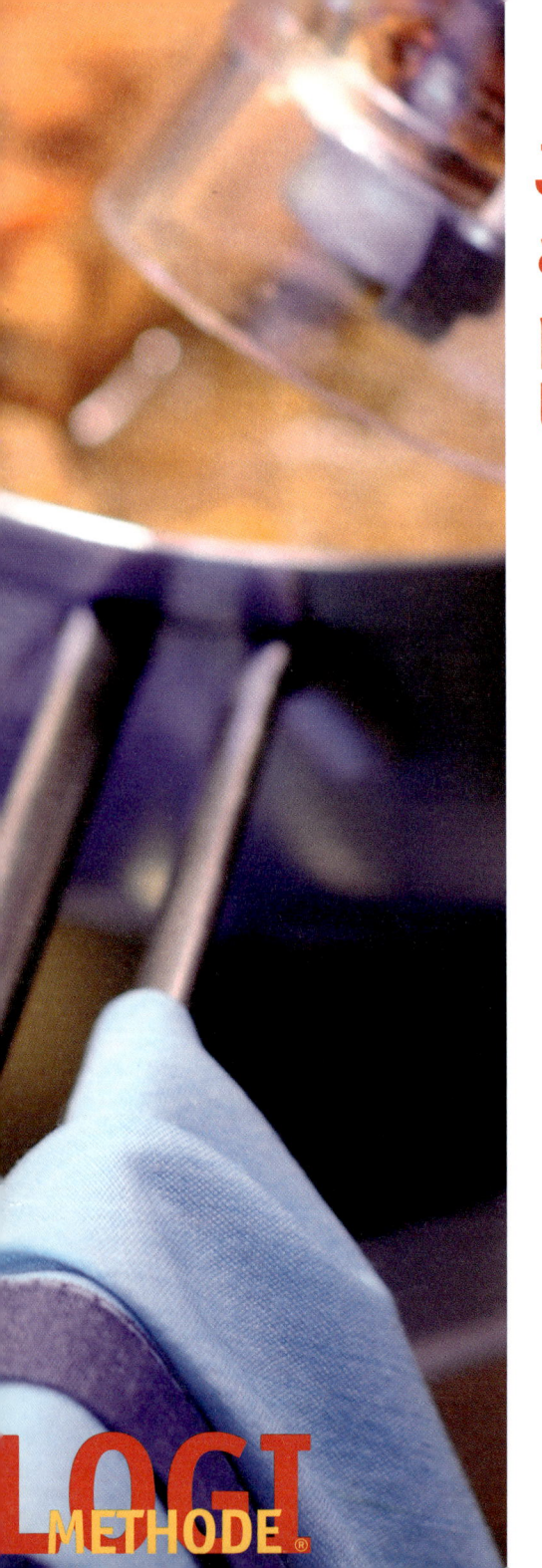

Jetzt geht's an die praktische Umsetzung.

Der Wunsch abzunehmen wächst – aber Abnehmen ist gar nicht so einfach?

Gehören Sie auch zu den Menschen, die schon zahlreiche Diäten hinter sich haben und trotzdem nicht schlanker geworden sind? Oft steigt das Körpergewicht nach einem Abnehmversuch sogar noch an. Dazu kommt es, weil der Körper nach mehrtägigem oder mehrwöchigem Verzicht auf die Lieblingsgerichte ein solches Verlangen danach entwickelt, dass der Heißhunger auf »verbotene« Lebensmittel unausweichlich wird. Sobald wieder normal gegessen wird, nutzt der Körper die Nahrungskalorien gemeinerweise effektiver aus und legt sie in den Fettdepots an. Schließlich kennt er keine »Wohlfühldiäten für die Wunschfigur«, er hielt die Kalorienrestriktion in den letzten Tagen beziehungsweise Wochen für eine lebensbedrohliche Hungersituation. Doch hier kommt die gute Nachricht für alle, die gerne ein paar Pfunde weniger auf den Rippen hätten: Auch Sie können abnehmen! Ohne ein ständiges Auf und Ab des Körpergewichts, Heißhungerattacken und freudlosen (Radikal-)Diäten. Essen Sie bewuss(er)! Auf den nächsten Seiten erhalten Sie konkrete Anregungen zur Ernährungsumstellung.

Gesundes Abnehmen leicht gemacht!

Regel Nummer 1: Das A und O einer erfolgreichen Gewichtsreduktion ist, dass Sie sich Ihre Ziele nicht zu hoch stecken und sich genügend Zeit zum Abnehmen nehmen. Diese brauchen Sie, um dauerhaft schlank zu werden. Wer das Erreichen der Bikinifigur im Hauruck-Verfahren erreichen will, scheitert garantiert, denn da spielt der Körper nicht mit. Genauso, wie er das Übergewicht nicht von heute auf morgen angelegt hat, kann er die Speckpölsterchen nicht von jetzt auf gleich wieder abbauen.

Regel Nummer 2: Je nach Ausgangsgewicht und Stoffwechseltyp kann die Gewichtsabnahme bei Ihnen etwas schneller gehen oder auch etwas länger brauchen als bei der besten Freundin oder dem guten Bekannten. Selbst, wenn Sie das Gleiche essen und damit die gleiche Energiemenge aufnehmen. Lassen Sie sich durch Vergleiche nicht unter Druck setzen! Sie sind einzigartig, Ihr Stoffwechsel auch!

Regel Nummer 3: Nehmen Sie sich am besten vor, das aktuelle Gewicht zu halten und zunächst nicht weiter zuzunehmen. Wenn Sie im Verlauf eines Jahres zehn Prozent des Ausgangsgewichts verlieren und das auch halten können, ist das ein großartiger Erfolg, den wenige vorweisen können! Insbesondere nicht nach Crashdiäten, weil das alte Gewicht dann schnell wieder erreicht ist.

Eine Umstellung der Ernährung auf LOGI – alles eine Frage der Routine!

Der erste und wichtigste Schritt, etwas in seinem Leben grundlegend zu verändern, besteht darin, seinen inneren Schweinehund zu überwinden. Der Mensch ist ein Gewohnheitstier, und das spiegelt sich auch deutlich in unseren Ernährungsmustern wider.

Im Grunde ist der wöchentliche Lebensmitteleinkauf und auch das Kochverhalten, insbesondere unter der Woche, oftmals von Routine geprägt: die gleichen Getränke und sich wöchentlich wiederholende Mahlzeiten. Dienstags ist Nudeltag und freitags wird immer Pizza bestellt. Durch solch routinierte Handlungen werden schnell auch ungünstige Lebens- und Ernährungsgewohnheiten zu einem festen Bestandteil in unserem Alltag. Doch so ist der Mensch gepolt – er liebt die Routine und die tägliche Stabilität und ist stets darum bemüht, am Gewohnten festzuhalten. Und genau das macht es so schwer, sich auf Neues einzulassen.

Die meisten haben sicherlich schon einige Male den Versuch unternommen, eine gesunde Ernährung und mehr Sport in ihren Alltag zu integrieren, und das hat dann bestimmt auch ein paar Tage oder vielleicht sogar einige Wochen funktioniert. Am Ende kommt man aber immer wieder zu dem Punkt, an dem man in sein altes unliebsames Gewohnheitsmuster zurückfällt. Der einfache Grund dafür? Es ist leichter und bequemer, da man sich das häufig ungünstige Ernährungs- und Gesundheitsverhalten über die Jahre hinweg antrainiert hat und zu einem vermeintlichen Profi darin geworden ist.

Wurden bei der bisherigen Mahlzeitenzubereitung vor allem kohlenhydratreiche Lebensmittel wie Nudeln, Reis und Brot als wesentliche Sättigungskomponenten eingesetzt, dann wird sich der ein oder andere zunächst sicherlich schwer damit tun, diese von jetzt an gegen andere kohlenhydratarme Lebensmittel auszutauschen. Denn gerade am Anfang sind ausreichend Mühe, Motivation und Kreativität gefragt, wenn es darum geht, »neue« Gemüsesorten auszuprobieren und diese gemeinsam mit anderen Lebensmitteln zu neuen Gerichten zu kombinieren.

Die erste wichtige Hürde, die es zu Beginn einer Ernährungsumstellung zu überwinden gilt, besteht somit darin, die bisherigen Muster bei der Lebensmittelauswahl und -zubereitung zu durchbrechen und sich von

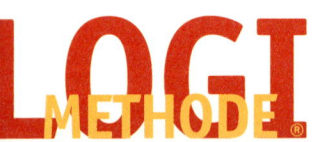

alten Gewohnheiten zu lösen. Hat man es erst einmal geschafft, seinen Essalltag für ein paar Tage und Wochen den LOGI-Empfehlungen entsprechend zu gestalten, dann können Sie sich schon mal stolz auf die Schulter klopfen – der erste Schritt ist getan. Nun heißt es aber: nicht aufgeben! Die zweite wesentliche Hürde liegt nun nämlich darin, das »neue« Essverhalten dauerhaft in den Alltag zu integrieren. Da unser innerer Schweinehund die Gewohnheit liebt, besteht die Kunst in dauerhaften Veränderungen darin, das »Neue« wieder zur Routine werden zu lassen. Wenn Sie den Lebensmitteleinkauf und die Mahlzeitenzubereitung nach LOGI einige Zeit »durchgehalten« haben, werden Sie merken, dass Sie im Supermarkt bereits gewohnheitsgemäß eine neue Strecke mit Ihrem Einkaufswagen zurücklegen. Diese wird nun sicherlich viel mehr Zeit am Gemüse- und Obstregal sowie der Frischetheke in Anspruch nehmen, wohingegen der einst regelmäßige Abstecher zur Süßwarenabteilung immer öfter ausfällt. Sie haben es geschafft, Ihren inneren Schweinehund auszutricksen: Er wurde von Ihnen auf ein höheres gesundheitliches Niveau befördert, welches er fortan verteidigen will.

Übrigens: Viele Menschen schaffen es erst, wichtige Bereiche in ihrem Leben wie die Ernährung zu einem Besseren zu verändern, wenn Gefahr (zum Beispiel Krankheit) droht beziehungsweise bereits vorhanden ist. Leider ist der Schaden dann aber häufig schon wesentlich größer, als er hätte sein müssen. Schuld daran ist die fehlende Motivation. Solange man keine Konsequenzen aus seinem ungesunden Lebensstil spürt, besteht auch keine Notwendigkeit, auf ungünstige Lebensmittel wie Süßigkeiten zu verzichten. Nehmen Sie Ihre Herausforderung abzunehmen beziehungsweise die Ernährung auf LOGI umzustellen einfach in Angriff. Die Motivation, das durchzuziehen, was man begonnen hat, kommt dann irgendwann von ganz allein – spätestens wenn man die ersten Erfolge sieht!

In diesem Sinne: Warten Sie nicht erst ab, bis Ihre überflüssigen Kilos gesundheitliche Konsequenzen wie einen manifesten Typ-2-Diabetes nach sich ziehen, sondern fangen Sie damit an, Ihr Leben gesund und aktiv zu gestalten. Ihre Gesundheit und Ihr Wohlbefinden werden auf jeden Fall davon profitieren!

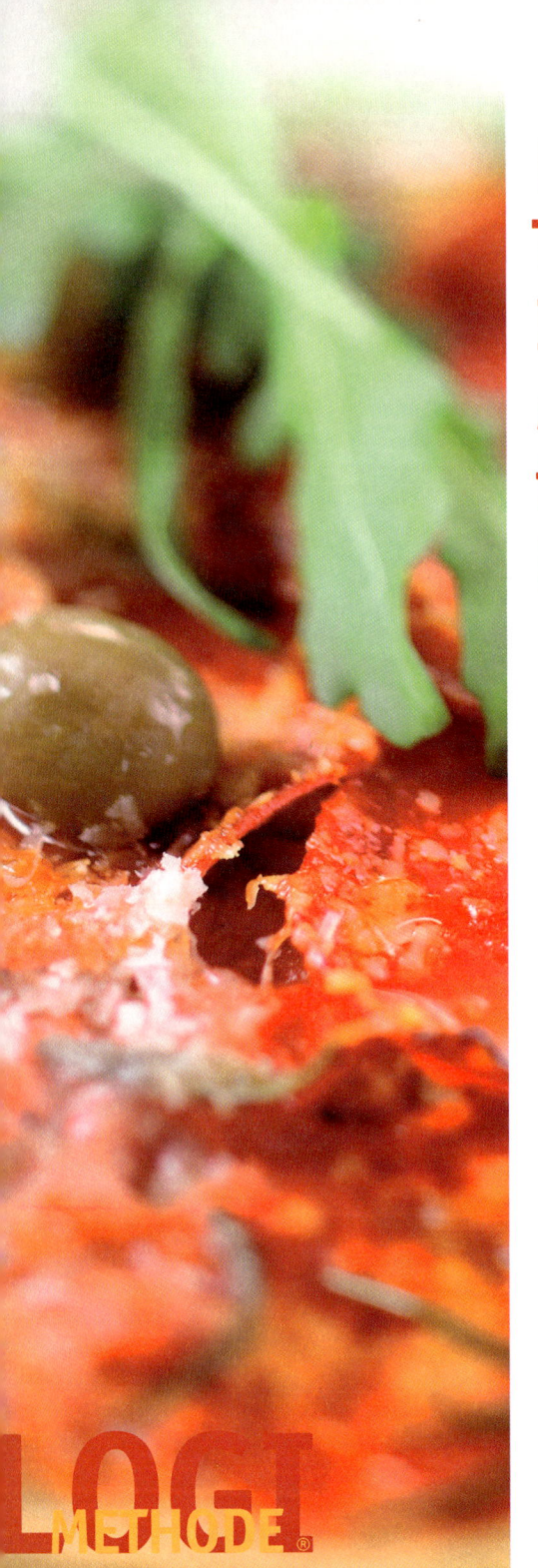

LOGIsche Tipps, Ideen und Anregungen für zu Hause.

»Wann und wie viel« soll gegessen werden?

Bei LOGI gibt es dafür eine einfache Regel: Beginnen Sie mit dem Essen dann, wenn Sie Hunger verspüren und beenden Sie die Nahrungsaufnahme, sobald Ihnen Ihr Körper signalisiert, dass er satt ist! Die Regelung von Hunger und Sättigung ist ein hoch komplexer Mechanismus in unserem Körper. Mit zunehmendem Alter empfinden die meisten von uns richtigen Hunger aber nur noch selten. Wir leben gegenwärtig unter echten Schlaraffenlandbedingungen, denn immer und überall steht uns ein schier grenzenloses verführerisches Nahrungsangebot zur Verfügung. Pfiffige Werbekampagnen tun zusätzlich ihr Möglichstes, um uns zum ungezwungenen Essen zu verleiten. Deshalb ist häufig nicht Hunger der Grund für die begonnene Nahrungsaufnahme, sondern lediglich der Appetit auf bestimmte Lebensmittel. Die Fähigkeit, Hunger von Appetit zu unterscheiden, fällt unter diesen Bedingungen schwer. Wird dann noch der zweite Nachschlag aufgegessen, weil es so lecker ist, obwohl man bereits das Gefühl hat, gleich zu platzen, dann wurde neben dem Hunger als Startsignal auch die Sättigung als Stoppsignal des Körpers für die Energieaufnahme überhört. Wer diese Zeichen seines Körpers dauerhaft ignoriert, läuft Gefahr, dass der Körper sein natürliches durch Hunger- und Sättigungsmechanismen geregeltes Essverhalten abtrainiert und fortan viel zu viele Kalorien aufgenommen werden, die wiederum die Entstehung von Übergewicht begünstigen.

Hören Sie auf Ihren Körper: Essen Sie dann, wenn Ihnen Ihr Körper mit dem Hungergefühl vermittelt, dass er neue Nährstoffe braucht. Wer früh am Morgen nach dem Aufstehen noch keinen Hunger auf Frühstück verspürt, sollte sich auch nicht dazu zwingen, etwas zu essen, nur weil es die Gewohnheit oder die Uhrzeit so sagen. Im Verlauf des Vormittags wird sich der Hunger schon von ganz allein einstellen. Und stoppen Sie den Essvorgang, wenn Sie merken, dass Sie satt werden, auch dann, wenn der Teller noch nicht leer gegessen ist. Die leckeren Reste können Sie doch gern für später aufheben. Denn noch mal aufgewärmt schmeckt es häufig sogar am besten – oder nicht? Gerade wer abnehmen möchte, sollte sich aber auf drei Mahlzeiten am Tag beschränken. Die essensfreie Zeit ist wichtig für die Regeneration der Verdauungsorgane und den »normalen« Ablauf der Stoffwechselvorgänge. Aber keine Sorge: Aufgrund der lang anhaltenden Sättigung der LOGI-Kost besteht selten ein Bedürfnis nach Zwischenmahlzeiten.

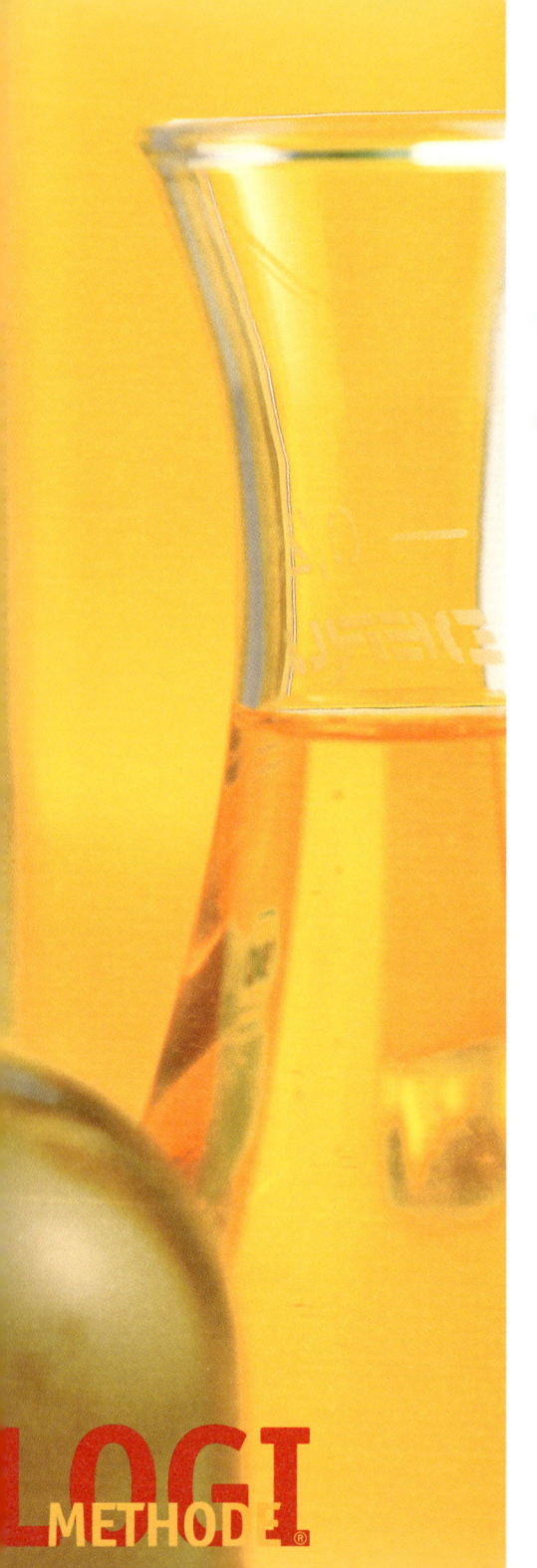

Ein Tag mit LOGI ist Genuss und Abwechslung pur!

Frühstück – Start in den Tag.

Getreide(-produkte)

Für alle, die gerade morgens nicht auf Kohlenhydrate verzichten wollen:
- Brot, Brötchen, Müsli, Getreideflocken & Co.: Bevorzugen Sie immer die Vollkornvariante! In vielen Bäckereien werden speziell eiweißreiche, kohlenhydratreduzierte Vollkornbrote und -brötchen angeboten. Diese sind allerdings mit Vorsicht zu genießen! Wer regelmäßig größere Mengen Eiweißbrot isst, kann die natürliche Barrierefunktion der Darmwand schädigen. Schuld daran ist das Klebereiweiß Gluten, welches in vielen Eiweißbroten in hohen Mengen enthalten ist.

Tipp: Die Brotscheibe sollte im Vergleich zum Belag relativ dünn sein. Lassen Sie sich Ihr herkömmliches Vollkornbrot vom Bäcker in 25 bis 30 Gramm Scheiben schneiden. So haben Sie die Brotmenge halbiert, ohne auf die Scheibenanzahl zu verzichten.

Gemüse

Alle Gemüsesorten, die Ihr Herz begehrt:
- Tomate, Gurkenscheiben, Paprika, Radieschen, Karotten u.a.

Obst

Frisches zuckerarmes Obst der Saison:
- Apfel, Birne und Beeren (weitere zuckerarme Obstsorten finden Sie auf Seite 49)
- in allen möglichen Variationen zum Beispiel am Stück, gerieben oder gewürfelt (aber nicht in Form von Fruchtsaft)
- gerne als Bestandteil eines selbst gemachten Früchtejoghurts, Buttermilchshakes, Fruchtquarks usw.

Milch und Milchprodukte

Ein schmackhafter Bestandteil eines jeden Frühstücks und wichtige Kalziumlieferanten:
- Milch (zum Beispiel im Kaffee)
- Naturquark
- Naturjoghurt (zum Beispiel mit Obststückchen verfeinert)
- Sauer- oder Buttermilch
- Kefir
- Hüttenkäse oder Frischkäse (pikant oder auch mal süß)
- Käse (-scheiben, -würfel, -sticks) bis zu 45 Prozent Fett i.Tr.
- Mozzarella, Fetakäse

Hinweis: Fettiger Käse kann gerne gegessen werden, solange nicht das Brot damit belegt wird, denn diese Kombination ist sehr energiereich. Kombinieren Sie ihn stattdessen lieber zu wasserreichen Lebensmitteln wie Gemüse und Obst, dadurch senken Sie die Energiedichte.

Eier

Jede Variante ein Genuss:
- gekochtes Frühstücksei
- Rührei (zum Beispiel) mit Schinken, Paprika und Schnittlauch
- Omelett, Spiegelei

Fleisch und Fleischwaren

Für alle, die es morgens gern herzhaft mögen:
Schinken, Wurst, Salami, kalter Braten
- Wiener Würstchen, Weißwurst

Hinweis: fettreichere Wurstsorten können als solche gegessen werden. Doch als Brotbelag sind sie aufgrund der hohen Energiedichte ungeeignet! Essen Sie diese daher lieber zu Gemüsesticks oder Früchten!

Fisch

Wertvolle Eiweiß- und Omega-3-Fettsäurelieferanten:
- Fettfische wie Lachs oder Makrele (gebeizt, geräuchert)
- Shrimps

Nüsse, Samen und Kerne

Sie liefern gesunde Fette und Ballaststoffe:
- Walnüsse, Haselnüsse, Erdnüsse sowie Pekan- und Paranüsse (natürlich ungesalzen)
- Leinsamen, Sonnenblumen- und Kürbiskerne (als I-Tüpfelchen im Joghurt, Müsli oder Obstsalat)
- Nussmus (eignet sich zum Verfeinern von Quark)

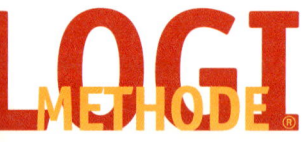

Zwischenmahlzeiten – wenn Sie der Hunger überrascht.

Herzhaft, deftig und pikant

Eiweiß sättigt lang anhaltend:
- hart gekochte Eier (zum Beispiel mit Fischpaste)
- Gemüsestückchen (Paprika, Gurke, Karotte, Kohlrabi) mit Frisch-käse, Zaziki, Kräuterquark usw.
- saure Gurken und anderes eingelegtes Gemüse und Oliven
- kaltes Fleisch (zum Beispiel Frikadellen), Geflügel oder Fisch mit Salat
- Knackwürstchen und Käsewürfel mit Trauben (gut für unterwegs)
- verschiedene Nusssorten (ungesalzen)

Süßes Päuschen

- Obstsalat mit Joghurt
- Quarkspeisen
- schwarze Schokolade (mind. 70 Prozent Kakaoanteil) für zwischen-durch oder zum Kaffee beendet rasch den Süßhunger und ist zudem ein guter Schutzfaktor für das Herz-Kreislauf-System

Warme Hauptmahlzeiten – ob Mittag- oder Abendessen.

Gerichte, die Sie bisher schon zubereitet haben ...

... jetzt nur mit neuer Gewichtung:
- schonend zubereitetes Gemüse und Salate machen nun den Groß-teil einer Mahlzeit aus (etwa die Hälfte bis zwei Drittel)
- gefolgt von den Eiweißlieferanten Fleisch, Fisch oder Meeresfrüchte
- verfeinert werden diese mit wertvollen Ölen, Butter u. a.
- Kohlenhydratbeilagen, die zuvor reichlich eingesetzt wurden, wer-den nun weggelassen oder mengenmäßig reduziert (1 mittelgroße Kartoffel oder je 1 EL Nudeln, Reis, Spätzle etc.)

Mut zu »neuen« Gemüsesorten

Neben »Gemüselieblingen« wie Erbsen, Karotten, Brokkoli, Blumenkohl sorgen Sie auch mit diesem Gemüse für Abwechslung auf Ihrem Teller:
- Artischocken, Auberginen (zum Beispiel gefüllte Aubergine), Fenchel, Mangold, Sellerie (zum Beispiel Selleriepüree), Topinambur u. v. m.

Hülsenfrüchte

Sie kommen heutzutage leider viel zu selten auf den Tisch, dabei liefern sie reichlich Eiweiß und Ballaststoffe:

- Kichererbsen (zum Beispiel Kichererbseneintopf)
- Linsen
- Sojabohnen
- weiße Bohnen
- u. v. m.

Clevere Kohlenhydratalternativen

- Möhrentagliatelle anstelle stärkereicher Bandnudeln
- Topinamburrösti sind die kohlenhydratärmere Variante der Kartoffelrösti
- selbst gemachtes Sushi mit Blumenkohl anstelle von Reis

Abendessen – genussvoll in den Feierabend!

Traditionelle Abendmahlzeit mit Brot als Basis

Abends keine Kohlenhydrate? Tatsächlich ist es nicht erwiesen, dass es besser ist, während des Abnehmens am Abend auf Kohlenhydrate zu verzichten und diese stattdessen lieber morgens zu essen. Es bleibt im Prinzip jedem selbst überlassen, wann er die Kohlenhydratmahlzeit essen möchte.

Wenn Sie also abends gerne klassisch »Abendbrot« essen, dann belegen Sie Ihr Vollkornbrot mit:

- Käse (magere Varianten), Frischkäse
- Wurst, Schinken (magere Varianten)
- Sülze
- geräucherter Fisch mit Meerrettich
- Salat, Paprika, Tomaten, Gurkenscheiben, Karotten
- Quark mit Kräutern
- u. v. m.

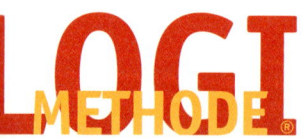

Kunterbunte Salate

Frisches Gemüse plus leckeres Eiweiß:
- Tomate-Mozzarella-Salat mit Basilikum, Olivenöl und Balsamico
- griechischer Salat mit Fetakäse
- italienischer Salat mit Thunfisch
- gemischter Salat mit Putenbruststreifen
- Hülsenfrüchtesalat
- Krabbensalat (möglichst selbst gemacht) mit Gemüse

Ihrer Fantasie sind keine Grenzen gesetzt!

Schnell, günstig und gesund

Fisch aus der Dose:
- Ölsardinen oder Thunfisch in Olivenöl
- Hering in Tomatensauce

Warmes Abendessen

Sie können sich gerne an den Vorschlägen zum Mittagessen orientieren.

> **Tipp:** Viele leckere LOGI-Rezepte und Tipps, wie Sie künftig Kohlenhydrate in Ihrer Ernährung einsparen können, finden Sie in verschiedenen LOGI-Kochbüchern des systemed Verlags.

Ausreichende Flüssigkeitszufuhr ist wichtig – trinken Sie 1,5 bis 2 Liter am Tag!

Mineralwasser

Wasser erfüllt zahlreiche lebenswichtige Funktionen in unserem Körper:
- ermöglicht die Stoffwechselvorgänge im Körper
- reguliert die Körpertemperatur
- ist bedeutsam für die Konzentrations- und Leistungsfähigkeit
- bringt die Verdauung in Schwung

Mineralwasser sollte daher stets die erste Wahl unter den Flüssigkeiten sein. Magnesium- und kalziumreiche Mineralwässer können zudem einen wichtigen Beitrag zur täglichen Mineralstoffaufnahme leisten.

> **Tipp:** Wem reines Wasser zu langweilig ist, der kann es einfach mit ein paar Obstscheiben, Ingwerstückchen oder Minze aufpeppen!

Ungesüßte Kräuter- und Früchtetees

Sie können neben Wasser auch Vitamine, Mineralstoffe und wertvolle sekundäre Pflanzeninhaltsstoffe enthalten:

- einige Teesorten (zum Beispiel grüner Tee) sind für ihre gesundheitsförderlichen Effekte wie u. a. krebs- und entzündungshemmende Wirkungen bekannt

> **Hinweis:** Sowohl Wasser als auch ungesüßte Tees sind kalorienfrei und daher ideale Durstlöscher! Sie sollten die Basis der täglichen Flüssigkeitszufuhr sein.

Fruchtsäfte

Fruchtsäfte sind zum Stillen von Durst ungeeignet:

- sie enthalten natürlicherweise Zucker (Fruchtzucker)
- Vorsicht vor kommerziellen Fruchtsäften, denn denen wird zum Teil noch zusätzlich Zucker zugesetzt
- sie haben einen vergleichsweise hohen Energiegehalt ohne zur Sättigung beizutragen
- das heißt, mit ein paar Gläsern Fruchtsaft nehmen Sie schnell (zu) viele Kalorien auf und haben danach immer noch Hunger
- besser: Sie trinken lieber kalorienfrei (zum Beispiel Mineralwasser, Tees) und verzichten auf Smoothies, Saft und Saftschorlen. Damit reduzieren Sie die gesundheitlichen Risiken eines hohen Fruchtzuckerkonsums (Fruchtzuckerproblematik!) und sparen noch dazu eine Menge Kalorien. Essen Sie Früchte wie Äpfel und Orangen stattdessen lieber als solche – das sättigt effektiver als ein Glas Saft!

Fruchtnektar

Er enthält hohe Zuckermengen, weshalb Sie diesen eher meiden sollten.

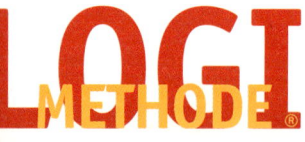

Erfrischungsgetränke

Cola, Fanta, Limo & Co.:

- enthalten hohe Mengen Zucker beziehungsweise Glukose- und Fruktosesirup
- diese Getränke lassen Ihren Blutzucker rasch in die Höhe schießen und haben ungünstige Effekte auf Stoffwechselprozesse
- Achtung Kalorienfalle! Ein bis zwei Gläser sind schnell getrunken und damit in kurzer Zeit auch viele Kalorien. Da sie keine sättigende Wirkung haben, besteht die Gefahr der kalorischen Überernährung, da die Nahrungsaufnahme weiter fortgesetzt wird.
- Softdrinks wird eine große Mitschuld an der Verbreitung des Übergewichts vor allem auch bei Kindern und Jugendlichen gegeben
- ziehen Sie deshalb mit Süßstoff gesüßte Erfrischungsgetränke vor (energiearm, weniger kariesförderlich)

Kaffee

Ein wahrer Muntermacher, aber er kann noch mehr:

- Kaffee wirkt harntreibend, fördert Bluthochdruck und Herzrhythmusstörungen?

  Das sind alles Vorurteile, die durch verschiedene wissenschaftliche Studien widerlegt werden konnten.

Ein moderater Kaffeekonsum (3 bis 4 Tassen pro Tag) hat viel mehr positive Effekte auf die Gesundheit als bisher gedacht (vorausgesetzt, er wird ohne Zucker getrunken!), denn er senkt das Risiko für:

- Herz-Kreislauf-Erkrankungen
- Typ-2-Diabetes (durch die verbesserte Insulinwirkung)
- Hirninfarkt
- Depressionen

Alkohol

Auf einen bewussten Umgang kommt es an, denn Alkohol ist ein Genussmittel:

Kritische Aspekte zum Alkohol
- Alkohol ist ein Zellgift
- hoher Energiegehalt mit 7 kcal/g (Fett liefert 9 kcal/g)
- bestimmte Alkoholsorten können höhere Mengen Zucker beziehungsweise Kohlenhydrate enthalten (zum Beispiel Mixgetränke, würziges Bier mit Hopfen, Malz oder Weizenanteilen, liebliche und halbtrockene Weine), die zu ungünstigen Auswirkungen auf den Blutzucker führen
- bevorzugen Sie daher trockene Weine, da durch das Durchgären ein Großteil des Zuckers abgebaut wurde
- hemmt die Fettverbrennung
- hat ein Suchtpotenzial
- hat eine harntreibende Wirkung
- ein erhöhter Alkoholkonsum geht mit erheblichen gesundheitlichen Risiken einher (Leberschäden, Krebserkrankungen u. a.)!

Positive Aspekte des Alkohols
- viele Studien belegen, dass mäßiger Alkoholkonsum (vor allem zu den Mahlzeiten) wünschenswerte gesundheitliche Effekte hat
- dies gilt allerdings nur, wenn keine Erkrankungen vorliegen, bei denen bereits kleine Mengen schädlich wären!
- Alkohol hat eine blutzuckersenkende Wirkung. Ein Gläschen Wein zu einer kohlenhydratlastigen Mahlzeit (Pasta, Weißbrot usw.) hilft, insulinsensitiver zu werden und starke Blutzuckerschwankungen in Schach zu halten.
- Alkohol kann das Risiko von kardiovaskulären Erkrankungen senken, vor allem durch die Polyphenole im Wein

Mäßige Alkoholzufuhr bedeutet:
- maximal 30 g/Tag Alkohol für Männer und bis zu 20 g/Tag Alkohol für Frauen
- bei mehr als zwei alkoholischen Getränken täglich sind gesundheitliche Schäden möglich
- zum täglichen Konsum von Alkohol soll hierbei allerdings nicht ermuntert werden, sondern vielmehr zum eigenverantwortlichen und bewussten Umgang mit alkoholischen Genussmitteln

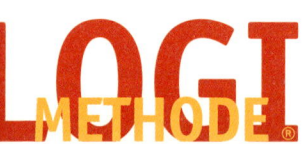

Stärkearmes beziehungsweise -freies und stärkereiches Gemüse und Obst.

stärke- bzw. zuckerarm	stärke- bzw. zuckerreich
Gemüse	
Die meisten Gemüsesorten enthalten keine beziehungsweise wenige Kohlenhydrate. Diese haben aber in der Regel keine nennenswerten Auswirkungen auf den Blutzuckerspiegel.	Manniok (Cassave) Süßkartoffeln Zuckermais
Obst	
▪ Apfel ▪ Birne ▪ Brombeeren ▪ Erdbeeren ▪ Heidelbeeren ▪ Himbeeren ▪ Honigmelone ▪ Johannisbeeren ▪ Kiwi ▪ Preiselbeeren ▪ Rhabarber ▪ Stachelbeeren ▪ Wassermelone ▪ Zitrusfrüchte	▪ Ananas ▪ Banane ▪ getrocknete Datteln ▪ getrocknete Feigen ▪ Kirschen ▪ Mango ▪ Rosinen ▪ Sultaninen ▪ Trauben

Einige hilfreiche Praxistipps für Ihren Start mit LOGI.

- Wenn Pasta, Brot, Reis und andere Kohlenhydratlieferanten jahrelang treue Größen auf dem heimischen Speiseplan waren, wird es den wenigsten LOGI-Anfängern leicht fallen, diese Getreide- und Mehlspeisen von jetzt auf gleich aus den Mahlzeiten zu verbannen. Vielleicht würde das zu Beginn der Ernährungsumstellung sogar dazu führen, dass die Gedanken ständig nur um Brot und Nudeln kreisen, Heißhunger erzeugen und Ängste hervorrufen, diese von jetzt ab nie wieder essen zu dürfen.

  Zur Erinnerung: LOGI ist eine »Low-Carb« (wenig Kohlenhydrate)- und keine »No-Carb« (keine Kohlenhydrate)-Ernährung. Eine Portion Kohlenhydrate am Tag ist daher völlig in Ordnung! Noch besser dran ist, wer sportlich aktiv ist, denn dann können die Kohlenhydrate mit weniger Insulin verstoffwechselt werden und machen deshalb weniger gesundheitliche Probleme.

- So machen Sie sich den Start mit LOGI einfacher: Statt die typischen Kohlenhydratbeilagen als Magenfüller zu servieren, schrumpfen Sie deren Portionsgröße und erhöhen ganz einfach die Gemüsemenge zu einem leckeren Stück Fleisch oder aromatisch gegartem Fisch. Dank seines Volumens und der Ballaststoffe sättigt das Gemüse schnell, und das Eiweiß aus Fleisch und Fisch sorgt dafür, dass Sie lange satt bleiben.

- Zuckerreiches – wie Getränke, Eis, Kuchen oder Bonbons – sollten Sie als besondere Extras ansehen und nur ab und zu in kleinen Gourmet-Portiönchen genießen. Dann aber wirklich ohne schlechtes Gewissen!

- Ein Festmenü zur Hochzeit oder die Geburtstagsfeier der Oma – kein Problem, denn einmal sündigen ist durchaus verzeihlich. Machen Sie im Anschluss einfach mit LOGI weiter wie bisher. Schwierig wird es allerdings, wenn kleinere Sünden zur Regelmäßigkeit werden, denn das wirkt sich negativ auf die gesundheitsförderlichen Effekte von LOGI aus.

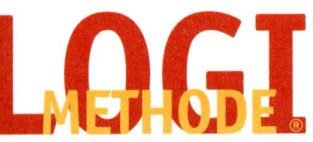

- Drei Portionen Gemüse beziehungsweise Salat mindestens und zwei Portionen Obst (gerade beim Abnehmen) maximal sind ideal. Doch Sie fragen sich, wie viel eine Portion ist? Bei LOGI geht es nicht um grammgenaues Abwiegen, sondern hier dient die Hand als Bezugsgröße. Eine Portion entspricht in etwa einer Handvoll. Bedenken Sie dabei, dass jeweils die Hand des Essers gemeint ist und nicht die Hand der Person, die kocht.

- Die eiweißreichen Nahrungsmittel können täglich in jede Mahlzeit, dann aber in moderaten Mengen, eingebaut werden. Erste Wahl bei Fleisch und Fleischwaren sind immer die mageren Varianten, da sie einen höheren Eiweißgehalt haben. Bei Milch und Milchprodukten müssen Sie sich nicht auf die fettarmen Produkte beschränken, sondern auch die vollfetten Varianten sind erlaubt. Nur bei Quark sollten Sie eine Ausnahme machen und Magerquark bevorzugen, da er einen sehr hohen Eiweißanteil hat.

- Fisch ist nicht nur als Eiweißquelle, sondern vor allem auch wegen der enthaltenen Omega-3-Fettsäuren so wertvoll. Beim Fisch sollten daher mindestens zweimal pro Woche bewusst die fettreichen Sorten auf Ihren Teller kommen. Die fettgesunden Nüsse gibt es sowieso nur in ihrer natürlichen Fettstufe. Beschränken Sie sich auf insgesamt eine Portion – also eine Handvoll – Nüsse am Tag.

- Auf eine LOGIsche Kombination kommt es an! Wasser- und ballaststoffreiche Lebensmittel wie Salat, Gemüse und Obst in Kombination mit eiweißreichen Lebensmitteln wie Fleisch, Geflügel, Fisch, Eier und Milchprodukte erweisen sich als äußerst sinnvoll. Zum einen erzielt man über diesen Mix einen maximalen Sättigungseffekt und zum anderen bleibt der Säure-Basen-Haushalt des Körpers ausgeglichen.

- Völlig »unLOGIsch« dagegen ist die Kombination von kohlenhydrat- und fettreichen Lebensmitteln – klassische Beispiele hierfür wären das Käsebrötchen oder Spaghetti mit Käse-Sahne-Sauce. Der Grund dafür: Die Kohlenhydrate blockieren die Verstoffwechslung der Fette, welche dann umgehend ins Fettgewebe eingelagert werden.

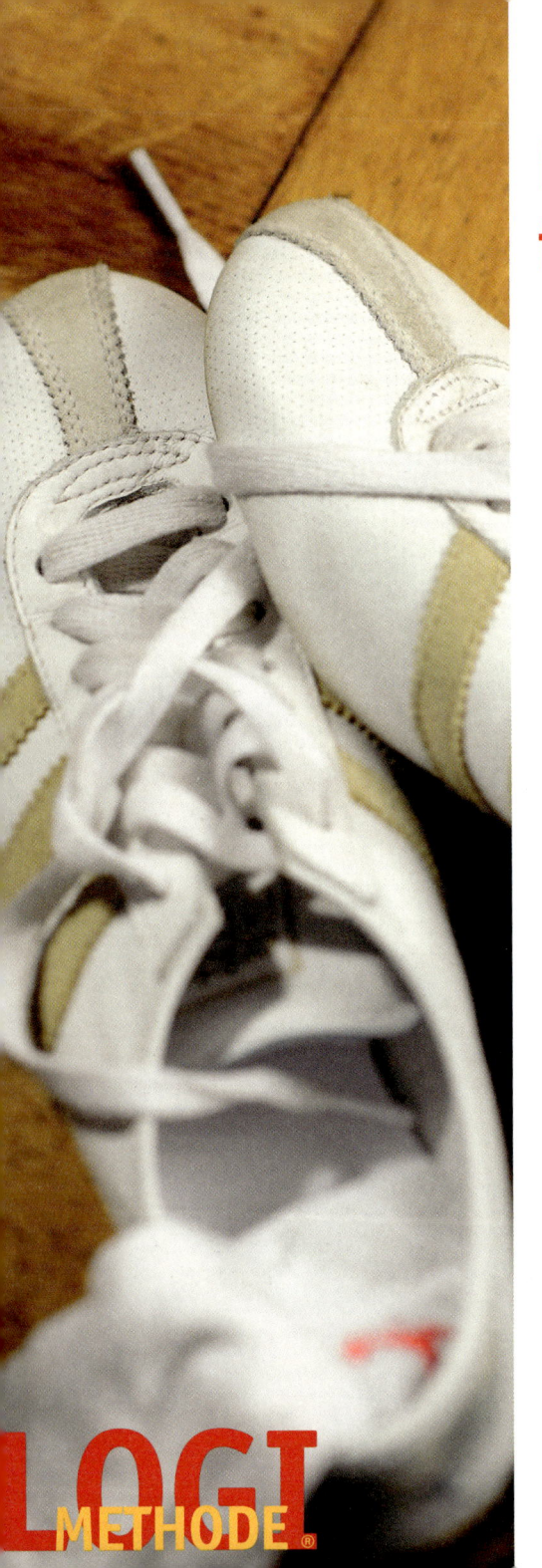

Bewegung ist wichtig!

Der menschliche Körper braucht Bewegung. Denn werden Organe und Körpersysteme chronisch unterfordert, kann das zu vielfältigen Funktions- und Leistungseinbußen führen. Studien belegen, dass körperliche Inaktivität mit einem erhöhten Risiko für die Ausprägung einer ganzen Reihe von chronischen Erkrankungen verbunden ist. Das gilt insbesondere für Bluthochdruck, koronare Herzkrankheiten, Dickdarmkrebs und Fettleibigkeit sowie für die Entwicklung eines Typ-2-Diabetes. Für die Gesundheit ist daher ein gewisses Maß an Bewegung äußerst wichtig.

Die modernen Arbeits- und Lebensumstände machen es einem nicht unbedingt leicht, den Tag aktiv zu gestalten. Ein Großteil der Bevölkerung ist werktags mehrere Stunden an den Bürostuhl gefesselt. Die Wege zur Arbeit werden mit dem Auto zurückgelegt, und am Feierabend wünscht man sich nichts sehnlicher, als in Ruhe auf der Couch zu entspannen. Die meiste Zeit der Wachphase eines Tages verbringen wir damit im Sitzen! Amerikanische Wissenschaftler haben herausgefunden, dass exzessives Sitzen eine lebensbedrohliche Tätigkeit ist! Ständiges Sitzen führt zu einem verminderten Energieverbrauch, die Insulinwirkung wird beeinträchtigt, das »gute« HDL im Blut sinkt rasch ab – die Entstehung von Typ-2-Diabetes und kardiovaskulären Erkrankungen wird begünstigt. Da gerade das berufliche »Rumhocken« schwer zu vermeiden ist, gilt es, zwischendurch so oft wie möglich Pausen vom Sitzen zu machen und einfach mal aufzustehen, beim Telefonieren im Büro umherzulaufen oder den Kollegen der anderen Büros einen Besuch abzustatten.

In der Freizeit bieten sich dagegen verschiedene Möglichkeiten, den fehlenden Schwung im Job auszugleichen und Körper und Seele etwas Gutes zu tun. Regelmäßige Bewegung ist gesund, daran besteht kein (wissenschaftlicher) Zweifel. Das Immunsystem sowie das antioxidative Schutzsystem werden hochreguliert, der Fett- und Zuckerstoffwechsel werden aktiviert, der Gesamtenergiebedarf steigt und das positive HDL-Cholesterin wird in die Höhe getrieben. Zusätzlich wirkt körperliche Aktivität dem Knochenabbau und damit auch der Osteoporose entgegen. Insgesamt erhöht ein körperlich-sportlich aktiver Lebensstil die Lebenserwartung und senkt das Risiko für die Entwicklung chronischer Stoffwechselkrankheiten. Zudem fördert regelmäßige körperliche Betätigung den Abbau von Stresshormonen und sorgt somit – neben dem körperlichen – auch für das seelische Wohlbefinden.

Vom Ausdauertraining (zum Beispiel Laufen, Walken, Radfahren) profitiert vor allem das Herz-Kreislauf-System. Der Blutdruck wird langfristig im Normbereich gehalten, das Herzinfarktrisiko sinkt. Darüber hinaus kann über ausdauernde körperliche Aktivität die Fettverbrennung in den Muskelzellen verbessert und Fetteinlagerungen ins Muskelgewebe verhindert werden. Krafttraining wiederum bewirkt vor allem eine Verbesserung der Insulinresistenz der Zellen. Muskelarbeit sorgt nämlich dafür, dass Glukose über einen muskelkontraktionsbedingten Stoffwechselweg in die Zellen aufgenommen werden kann, der unabhängig von Insulin ist. Zudem reagieren die Zellen wieder sensibler auf Insulin, welches folglich besser wirken kann – die Insulinsensitivität wird verbessert. Eine sportlich aktive Person braucht demnach deutlich weniger Insulin für die Normalisierung ihres Blutzuckers nach einer kohlenhydrathaltigen Mahlzeit als eine übergewichtige bewegungsarme Person.

Patienten mit metabolischem Syndrom beziehungsweise Typ-2-Diabetes profitieren insbesondere vom Krafttraining, wenn es um die Verbesserung ihrer Zucker- und Fettstoffwechselparameter geht. Der Blutzucker, der Langzeitzucker (HbA_{1c}) sowie das »schlechte« Cholesterin LDL und die Triglyzeride können durch Krafttraining deutlicher gesenkt werden als über Ausdauertraining. Insgesamt kann durch regelmäßige Bewegung die Entwicklung eines Typ-2-Diabetes aufgehalten und die klinische Situation eines manifesten Diabetes verbessert werden.

Eine dauerhafte Gewichtsreduktion ist nur über clever sättigende Nahrung und ausreichend körperliche Aktivität zu realisieren. Dabei ist die Bewegung aber weniger in der Phase des Abnehmens selbst, als vielmehr im Anschluss daran von großer Bedeutung, wenn es darum geht, das neue Gewicht zu verteidigen.

Begründen lässt sich das damit, dass der Kalorienverbrauch bei unterschiedlichen Freizeitsportarten eher gering ist. Über die Nahrungszufuhr lassen sich Kalorien hingegen wesentlich einfacher einsparen und die Kilos purzeln somit schneller. Sport alleine, unter Beibehaltung der gewohnten Ernährung, wäre zum Abnehmen daher weniger effektiv. Eine Kombination aus Ernährungsumstellung auf LOGI sowie einem Mix aus Ausdauer- und Krafttraining ist dagegen wesentlich Erfolg versprechender. Gerade das Muskeltraining ist für den Erhalt beziehungsweise die Erhöhung der stoffwechselaktiven Muskelmasse im Rahmen einer

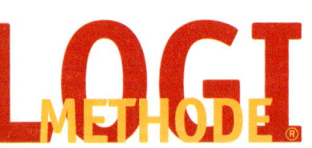

Gewichtsreduktion sehr von Vorteil. Zum einen wird so der Ruheenergie-umsatz des Körpers erhöht und zum anderen straffen und formen Muskeln die Körpersilhouette.

Ein Mehr an Muskeln wirkt darüberhinaus dem bekannten Jo-Jo-Effekt entgegen. Dafür muss die Muskelmasse allerdings dauerhaft erhalten werden und das gelingt wiederum nur durch regelmäßiges Training der unterschiedlichen Muskelpartien.

DIE Sportart gibt es allerdings nicht, wenn es um körperliche Fitness, den Abbau überflüssiger Pfunde oder die Verbesserung der (diabetischen) Stoffwechselsituation geht. In Abhängigkeit von Alter, Körpergewicht, der aktuellen metabolischen Stoffwechsellage, Komorbiditäten und der individuellen Leistungsfähigkeit sollten gerade adipöse Patienten und (ältere) Diabetiker gemeinsam mit einem Hausarzt oder einem Sportmediziner beziehungsweise -therapeuten über ein speziell auf sie ausgerichtetes Sportprogramm sprechen und den Verlauf medizinisch überwachen lassen.

Fakt ist: Von körperlicher Fitness profitiert jede Zelle Ihres Körpers – egal, ob normal- oder übergewichtig. Im Vergleich zu untrainierten Schlanken weisen trainierte Übergewichtige nämlich ein wesentlich geringeres Risiko für die Ausbildung von Stoffwechselerkrankungen wie u.a. Typ-2-Diabetes und Herz-Kreislauf-Erkrankungen auf!

Dass regelmäßiger Sport beziehungsweise körperliche Aktivität gesund ist, wissen die meisten, doch trotzdem ist eine passende Ausrede für die Vertagung des Sportprogramms oft schnell gefunden. Denken Sie an das Kapitel zum Thema Ernährungsumstellung zurück. Wer etwas langfristig in seinem Leben verändern möchte, zum Beispiel körperlich fit und aktiv zu werden, muss auch hier gewohnte Freizeitmuster/-routinen durchbrechen. Statt nach dem Nachhausekommen sofort in die Jogginghose zu schlüpfen, um es sich im Fernsehsessel gemütlich zu machen, machen Sie doch von nun an dem Namen Ihrer Sporthose alle Ehre und lassen dreimal pro Woche ein Sportworkout zu einer festen Größe in Ihrer Freizeit werden. Danach hat man sich die Entspannung auf dem Sofa richtig verdient!

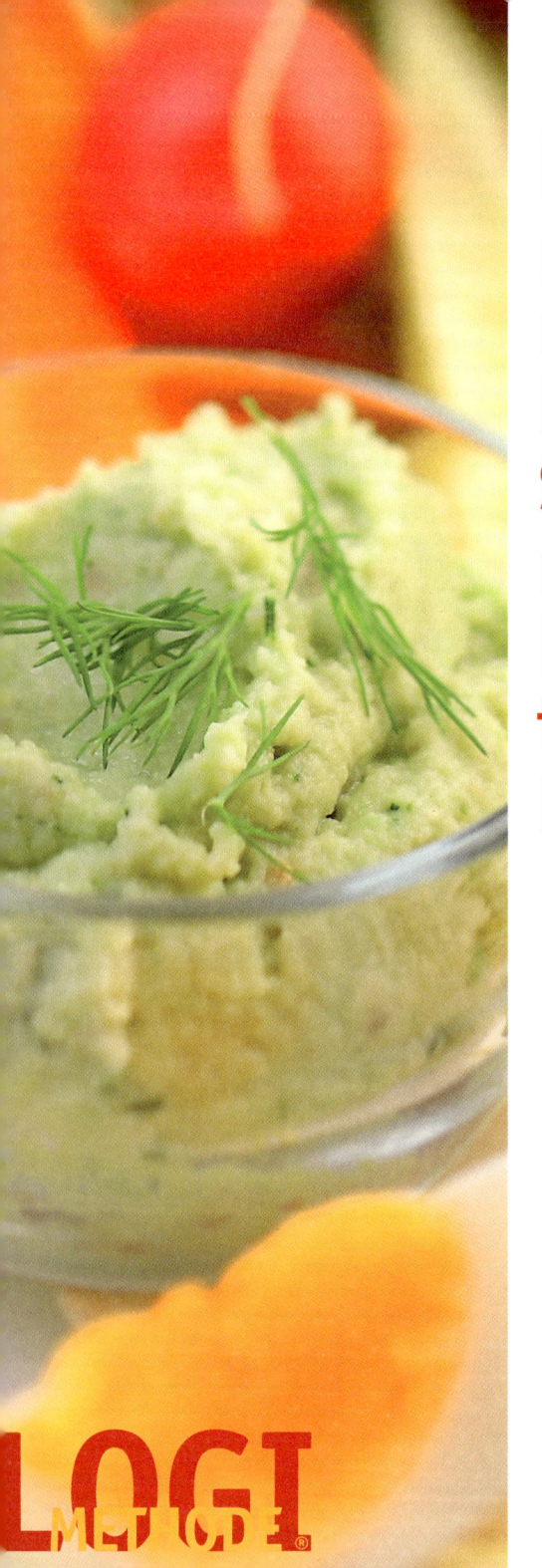

Übergewicht, metabolisches Syndrom und Typ-2-Diabetes in der Rehaklinik.

LOGI
METHODE ®

Die Ausgangssituation.

Deutschland hat ein »pfundiges« Problem: Es gibt immer mehr (stark) übergewichtige Menschen und Typ-2-Diabetiker – ein Großteil davon leidet am metabolischen Syndrom. Mit zunehmendem Gewicht steigt die Wahrscheinlichkeit für Begleiterkrankungen des Herz-Kreislauf-Systems (zum Beispiel Herzinfarkt), des Stoffwechsels (zum Beispiel Insulinresistenz), des Respirationssystems (zum Beispiel Schlafapnoe) oder des Bewegungsapparates (zum Beispiel Rückenleiden). Adipositas selbst oder deren Begleiterkrankungen wie zum Beispiel Gelenkarthrose und Rückenprobleme können zudem einen erheblichen Einfluss auf die berufliche Leistungsfähigkeit haben und diese mitunter stark beeinträchtigen. Adipöse werden daher nicht nur häufiger, sondern auch früher berufs- und erwerbsunfähig als Normalgewichtige. Hinzu kommen Ängste und Unsicherheiten sowie das Gefühl, mit der eigenen Situation überfordert zu sein.

Versuche, das Gewicht in Eigenregie zu reduzieren, sind bislang erfolglos geblieben, Sie leiden unter den Begleiterkrankungen Ihres Gewichts und/oder bekommen Ihren Diabetes nicht in den Griff? Möglicherweise droht der frühzeitige Ausstieg aus dem Berufsleben, wenn sich nicht bald etwas grundlegend ändert. Der Wunsch nach professioneller Hilfe und nach Austausch mit anderen Betroffenen wächst, um das eigene Schicksal endlich selbst in die Hand nehmen zu können. Rehakliniken unterstützen betroffene Menschen dabei, sich von Krankheit oder Verletzungen zu erholen, die erschöpften Kraftreserven wieder aufzutanken und den Lebens- und Gesundheitsstil dauerhaft zu einem besseren zu verändern. Eine wesentliche Voraussetzung: Der nötige Wille und die Motivation der Patienten, etwas ändern zu wollen.

Was ist mit Rehabilitation gemeint?

Der Begriff Rehabilitation kommt aus dem Lateinischen und bedeutet so viel wie Wiederherstellung. Das Ziel jeder Rehabilitation besteht darin, einen Menschen, der unter den Folgen einer Erkrankung oder Behinderung leidet, »wieder herzustellen« – ihn nach Möglichkeit in seinen vormaligen körperlichen, geistigen oder sozialen Zustand zu versetzen und Einschränkungen, die sich durch die Krankheit oder Behinderung ergeben können, zu minimieren.

Die aktive (Wieder-)Teilhabe in der Erwerbstätigkeit und am gesellschaftlichen Leben sollen für Betroffene langfristig gesichert und eine selbstständige Lebensführung ermöglicht werden.

Lernen Sie im Folgenden die Rehaklinik Überruh in Isny im Allgäu kennen. Die Klinik ist seit Jahren erfolgreich in der Behandlung von Übergewicht, des metabolischen Syndroms und insbesondere in der Therapie des Typ-2-Diabetes. Die LOGI-Methode erweist sich dabei seit mittlerweile fast einem Jahrzehnt als effektiver Bestandteil ganzheitlicher Therapiekonzepte, um die Lebensqualität der Patienten (so weit wie möglich) wieder herzustellen und langfristig zu bewahren.

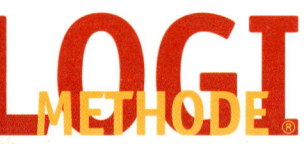

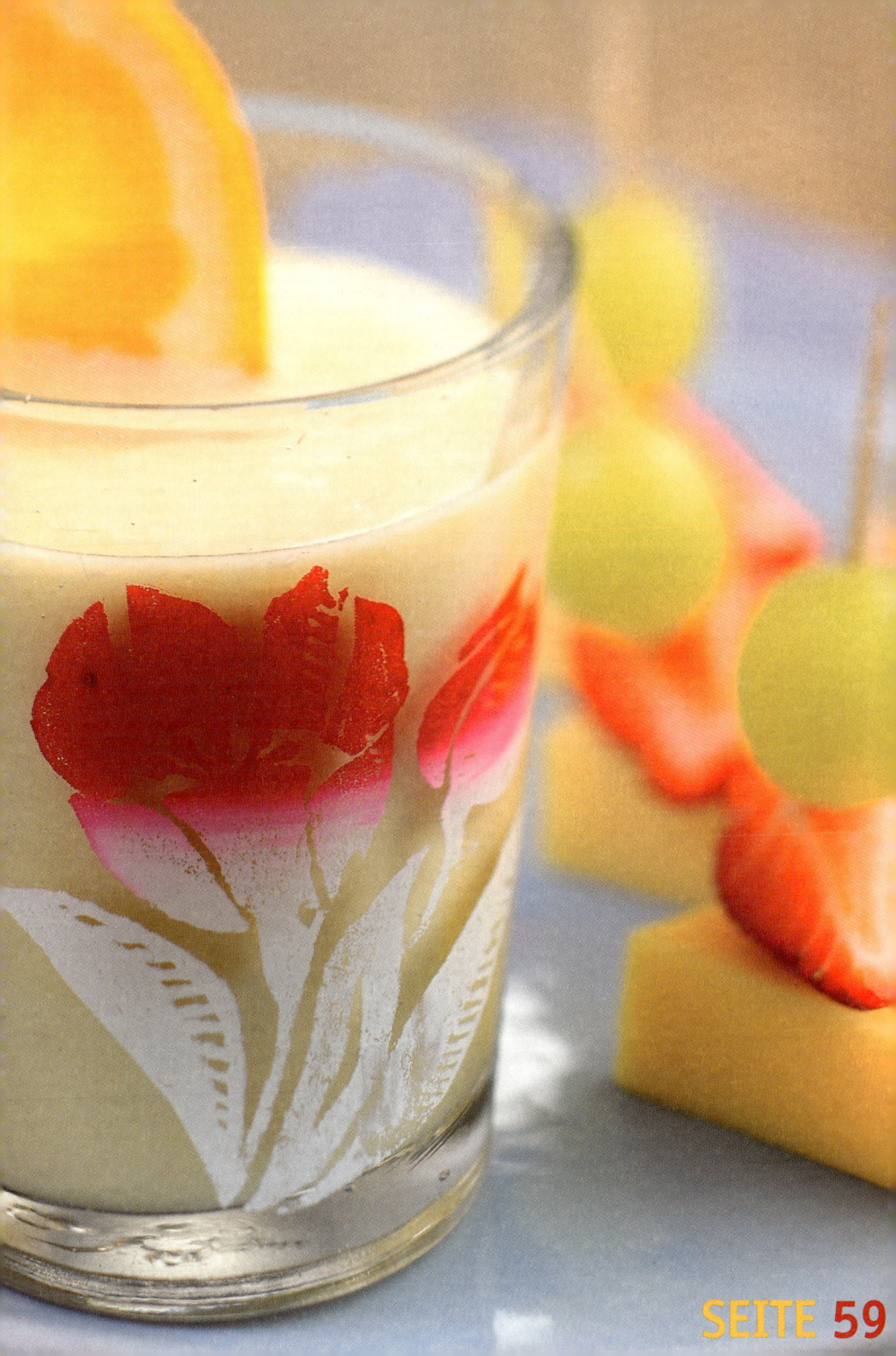

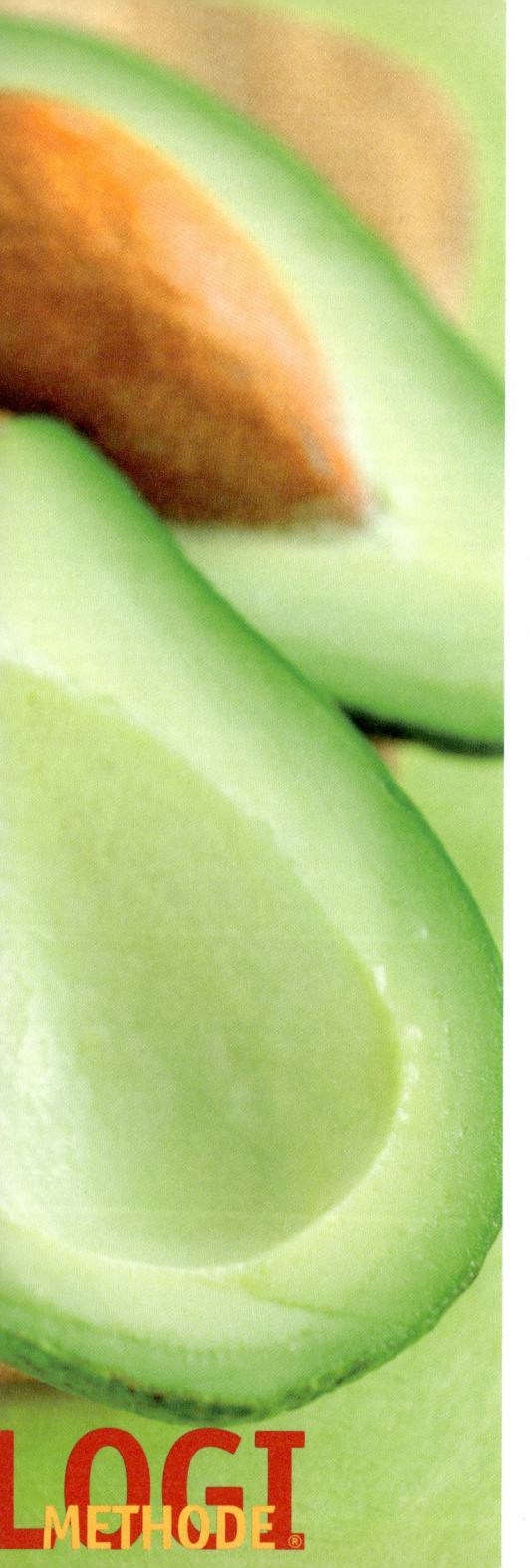

Die Rehaklinik Überruh – ein kompetenter Partner für Ihre Gesundheit.

Die Rehaklinik Überruh ist eine Fachklinik im Allgäu (Baden-Württemberg), die ihren medizinischen Schwerpunkt speziell auf Erkrankungen der Bewegungsorgane, Innere Medizin, Kardiologie, Pneumologie und Krebsnachsorge ausgerichtet hat.

Ein Team aus Experten der unterschiedlichsten Fachbereiche (darunter Fach- und Allgemeinmediziner, Psychologen, Ernährungsberater, Bewegungstherapeuten und Ergotherapeuten) steht den Patienten täglich mit seinem fundierten Wissen und der fachlichen Kompetenz im Umgang mit gesundheitlichen Problemen sowie einem hohen Maß an Engagement zur Seite.

Die Philosophie der Rehaklinik – »Unser gemeinsames Ziel: besser weiterleben« – macht deutlich, wo die Reise hinführen soll. Der Patient und die Rehaklinik Überruh ziehen gemeinsam an einem Strang: Durch die aktive Zusammenarbeit zwischen Arzt und Patient werden individuelle Strategien zum Erlernen gesundheitsförderlicher Ernährungs- und Verhaltensweisen entwickelt. Der Aufenthalt in der Rehaklinik schafft grundlegende Voraussetzungen für eine nachhaltige Verbesserung der Gesundheitsprognose und das Wiedererlangen der Lebensenergie der Patienten – ob mit oder ohne Krankheit.

Typ-2-Diabetes und das metabolische Syndrom im Therapiealltag.

Ein großer Teil der Rehapatienten kommt aufgrund der (Begleit-)Probleme von Übergewicht und Diabetes beziehungsweise dem damit häufig verbundenen metabolischen Syndrom in die Klinik Überruh. Bewährte Therapiekonzepte können den Betroffenen helfen, ihre gesundheitliche Ausgangssituation zu verbessern und dem Fortschreiten der Stoffwechselstörungen entgegenzuwirken.

Eine umfassende Anamnese und Diagnostik findet immer zu Beginn eines Aufenthalts in der Rehaklinik Überruh statt. Diese ist notwendig, um anschließend eine individuell auf den Patienten ausgerichtete Therapieform zu finden und die Erfolgsaussichten der Rehabilitationsmaßnahmen zu erhöhen.

In Abhängigkeit der Indikation und anderer Rahmenbedingungen stehen verschiedene diagnostische Möglichkeiten zur Verfügung:

- eingehende ärztliche Untersuchung
- Risikofaktorenanalyse
- Bestimmung von Gewicht beziehungsweise Body-Mass-Index, Blutdruck und Körperfettmasse
- Ernährungsanalyse (computergestützt)
- Ausdauerleistungs- und Muskelfunktionstests
- Laboruntersuchungen (u. a. Blutzucker, Cholesterin mit Verteilungsmuster, Neutralfette, Harnsäure, Entzündungsparameter)
- Belastungs-EKG
- bei Bedarf weitere medizinische Untersuchungen wie Ultraschalluntersuchung von Herzgefäßen und Bauchorganen
- individuelle Beratung bezüglich vorhandener gesundheitlicher Probleme

Aus den verschiedenen Therapieangeboten wird anschließend ein passendes Therapieprogramm für den Patienten zusammengestellt.

Sporttherapie/Physiotherapie

Im Bewusstsein über die Bedeutung von körperlicher Aktivität für Menschen mit metabolischem Syndrom, Übergewicht und/oder Typ-2-Diabetes ist die Bewegung ein wichtiger Bestandteil einer ganzheitlichen Therapie. Unter der Betreuung erfahrener Sport- und Physiotherapeuten können Patienten – je nach individueller körperlicher Leistungsfähigkeit – aus einem vielseitigen Sport- und Bewegungsangebot auswählen:

- Rücken- oder Wirbelsäulengymnastik
- Aquajogging und Gerätetraining
- medizinische Trainingstherapie
- Nordic Walking, Wanderungen
- Schneeschuhwandern, Skilanglauf

Gerade die Outdooraktivitäten bieten sich aufgrund der idealen landschaftlichen Lage der Klinik (auf 800 m Höhe im Allgäu gelegen) an.

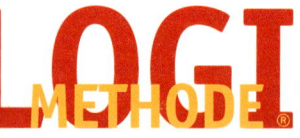

Ernährungstherapie

Eine gesunde Ernährung ist neben der Bewegung ein zentraler Baustein in der Therapie der Stoffwechselstörungen des metabolischen Syndroms.

In persönlichen Gesprächen und Gruppenseminaren werden die Patienten darüber aufgeklärt, welche (Ernährungs-)Faktoren die Entwicklung von Stoffwechselstörungen begünstigen. Sie setzen sich mit ihrer bisherigen Ernährungsweise auseinander und lernen Möglichkeiten zur Veränderung des Ernährungsverhaltens kennen. Ziel ist es, dass die Patienten über das Speisenangebot und die entsprechenden Schulungen ein neues Essverhalten erlernen, welches zu einer gesunden Reduktion des Körpergewichts führt, die Stoffwechselverschiebungen korrigiert und anschließend auch im Alltag praktikabel ist.

Entspannungstherapie

Neben den medizinisch-physiologischen Aspekten der Rehabilitation wird in der Klinik Überruh ein großer Wert auf die psychische Regeneration, Entspannung und Stressverarbeitung gelegt. In den Therapieeinheiten geht es sowohl um die Vermittlung theoretischer Hintergründe zum Thema Stressbelastung als auch um praktische Übungen zum effektiven Stressabbau.

Gruppenprogramme

Für Patienten gleicher Indikation (zum Beispiel Hypertonie, Diabetes) wird ein modulares Therapieprogramm angeboten. Nach dem Motto »Gemeinsam geht's leichter« lernen die Teilnehmer in der Gruppe mit ihrer gesundheitlichen Situation umzugehen. Der Austausch mit Gleichgesinnten über Fortschritte und Rückschritte, das Finden von Lösungsansätzen in der Gruppe sowie gemeinsame körperliche Aktivität erhöhen die Motivation der Teilnehmer. Das kollektive Ziel, die Gesundheit nachhaltig zu verbessern, verbindet!

»Hilfe zur Selbsthilfe«

Patienten sollen über die Teilnahme an Vorträgen, Schulungen und Seminaren (zu Themen wie Rauchen, Stress, Bluthochdruck, Diabetes) in ihrer Kompetenz im Umgang mit chronischen Erkrankungen und Beschwerden im Alltag gestärkt werden. Das Ziel der Rehabilitation ist es, die Patienten mit dem notwendigen »Know-how« (u.a. Wissen, Verhaltensweisen) auszustatten, welches sie dazu befähigt, sich künftig im alltäglichen Leben selbst zu helfen.

Die LOGI-Methode in der Ernährungstherapie der Rehaklinik Überruh.

Seit Mai 2003 wird in der Rehaklinik Überruh die LOGI-Kost als Alternative zur konventionellen Vollkost angeboten. Zu diesem Zeitpunkt hatte sich Dr. med. Peter Heilmeyer, der leitende Arzt für Prävention in der Rehaklinik Überruh, schon seit einiger Zeit kritisch mit den klassischen Ernährungsempfehlungen (hoher Kohlenhydratgehalt, fettarme Kost) bei Stoffwechselproblemen wie Übergewicht, Fettstoffwechselstörungen, Bluthochdruck und Diabetes auseinandergesetzt. Während seiner Recherche zu diesem Thema ist er auf das Buch »Syndrom X oder Ein Mammut auf den Teller!« von Dr. Nicolai Worm aufmerksam geworden. Die darin aufgeführten schlüssigen Erläuterungen zum Thema Insulinresistenz waren der Anstoß dafür, dass eine kohlenhydratreduzierte Kostform in das Ernährungsangebot aufgenommen wurde.

Viele Patienten nehmen dieses Angebot an und entscheiden sich dafür, die Ernährung nach der LOGI-Methode während ihres dreiwöchigen Klinikaufenthaltes kennenzulernen. Die LOGI-Kost wird bei den Mahlzeiten überwiegend in Buffetform angeboten:

- Auf dem Frühstücksbuffet finden sich u. a. Lebensmittel wie (Kräuter-)Quark, Naturjoghurt, Obstschnitze, Gemüseschnitze, Käse oder Wurst.

- Zum Mittagessen setzen sich die Speisen oftmals aus Suppe, Salat, Hauptgericht ohne Stärkebeilage und einer Nachspeise zusammen.

- Das Abendessen bietet verschiedene Salate, Wurst, Käse und in regelmäßigen Abständen auch warme Komponenten wie Suppe, Schnitzel oder Frikadellen.

- Ab Seite 72 finden Sie einen Beispiel-Wochenplan für LOGI-Gerichte aus der Rehaküche.

Auf die Erstellung kalorienreduzierter Ernährungspläne wird in der Rehaklinik Überruh bewusst verzichtet – stattdessen gilt das übliche »ad-libitum-Prinzip« bei LOGI. Das heißt, es darf sich satt gegessen werden. Die im Rahmen einer klinikeigenen Studie zur LOGI-Kost erhobenen Daten zeigen, dass Gewicht verlieren auch ohne streng kontrollierte

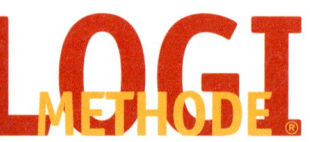

Kalorienrestriktion funktioniert: die Teilnehmer haben bis zur Sättigung gegessen und dabei durchschnittlich nicht mehr als 1.700 Kilokalorien pro Tag aufgenommen. Nach dem dreiwöchigen Rehaaufenthalt konnte im Mittel ein Gewichtsverlust von circa vier Kilogramm verzeichnet werden. Verantwortlich hierfür ist der, im Vergleich zu einer kohlenhydratreichen Kost, bessere Sättigungseffekt der LOGI-Mahlzeiten.

Die Klinik Überruh macht Sie fit für LOGI!

Die Patienten erfahren in Vorträgen und persönlichen Gesprächen mit Ärzten oder Ernährungsberatern alles darüber, wie sich die LOGI-Kost zusammensetzt und wie sie funktioniert. Weiterhin wird die freiwillige Teilnahme an einer Lehrküchenveranstaltung angeboten. In der Gruppe wird den Teilnehmern gezeigt, wie kohlenhydratarme Lebensmittel schmackhaft zubereitet und vorteilhaft miteinander kombiniert werden können.

Es sind die kleinen Erfolge, die zählen!

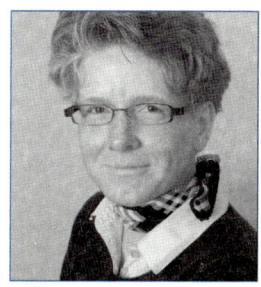

Dr. Silke Kohlenberg
Ernährungswissenschaftlerin
Rehaklinik Überruh,
Isny im Allgäu

Seit nun mehr als neun Jahren bieten wir die LOGI-Ernährung in unserer Klinik, hauptsächlich für Patienten mit metabolischem Syndrom und Diabetes, an. Fast täglich können wir uns über die kleinen und größeren Erfolge vonseiten der Patienten freuen. Da gibt es ungläubige Patienten, die uns noch beim ersten Kontakt und im Infovortrag versichern, dass sie nicht »ohne Brot« leben können. Im Laufe ihres dreiwöchigen Aufenthaltes stellen sie erstaunt fest, die Kohlenhydratbeilagen als Sättigungskomponente nicht zu vermissen. Auch wenn LOGI nicht als Diät mit einem schnellen Gewichtsverlust zu verstehen ist, verlieren viele Patienten das ein oder andere Kilo und ein paar Zentimeter Bauchumfang – »und das alles in den drei Wochen Aufenthalt, ohne zu hungern« – wie wir immer wieder aus Patientenmündern hören. Heißhunger und die damit verbundenen Schwierigkeiten, ein normales Essverhalten einzuhalten, sind oftmals in Beratungsgesprächen ein Thema. Gerade solche Patienten spüren ganz deutlich, dass sich jetzt durch einen gleichmäßigeren Blutzuckerspiegel dieses Bedürfnis deutlich reduziert und z.B. die von zu Hause mitgebrachte Tüte Gummibärchen noch unangetastet im Zimmer liegt oder der Bedarf nach Kuchen oder anderen begehrten Süßwaren sinkt. Auch nimmt die Trägheit und Müdigkeit nach dem Essen ab. Zu all diesen Punkten trägt sicherlich auch das angepasste Bewegungsprogramm bei.

Die größten Erfolge verzeichnen wir, wie auch schon mehrfach publiziert, bei Patienten mit Typ-2-Diabetes, bei denen z.T. sehr große Mengen an diabetischen Medikamenten reduziert oder abgesetzt werden können. Hier spiegeln sich die Veränderungen in Form einer verbesserten Leistungsfähigkeit und dem Wegfall von Unterzuckerungen wider.

Für uns sind gerade die kleinen Erfolge wichtig und bestätigen uns in unserer täglichen Arbeit. So haben wir ein gutes Gefühl, gerade Menschen, die mit den typischen Zivilisationskrankheiten zu kämpfen haben, eine Ernährungsform anzubieten zu können, die die Bedürfnisse befriedigt, sättigt und sehr schmackhaft ist. Die deutliche Verbesserung von Blutzucker- und Blutfettwerten stechen natürlich aus medizinischer Sicht hervor und führen neben den individuell positiven Veränderungen auch zu einer gesteigerten Lebensqualität.

LOGI in der stationären Behandlung des Typ-2-Diabetes.

Der jahrelange Einsatz der LOGI-Methode, insbesondere in der Therapie des Typ-2-Diabetes, ermöglicht es, dass inzwischen konkrete Aussagen über den Therapieerfolg getroffen werden können. Die Rehaklinik Überruh hat in diesem Zusammenhang eine interne Studie durchgeführt.

In der Studie wurden Veränderungen der Stoffwechselparameter und der Medikation bei 45 Typ-2-Diabetikern nach einer Ernährungsumstellung auf LOGI-Kost (ad libitum) untersucht. Das Therapieprogramm beinhaltete ebenfalls ein Trainingsprogramm von etwa 200 bis 400 Kilokalorien Kalorienmehrverbrauch pro Tag.

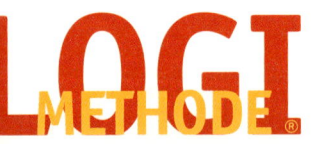

Innerhalb des dreiwöchigen Rehaaufenthaltes konnten in der LOGI-Gruppe folgende Ergebnisse verzeichnet werden:

- signifikante Reduktion des Körpergewichts um 2,9 kg (3 Prozent)
- Absenkung des BMI um 1,1 Einheiten
- die Nüchternblutzuckerwerte sanken durchschnittlich um 20 Prozent
- flacher Verlauf der Blutzuckerkurve; ohne Blutzuckerspitzenwerte nach dem Essen
- Absenkung des Cholesterins um 12 Prozent, der Triglyzeride um 27 Prozent und der Harnsäure um 3 Prozent
- Absenkung des HbA_{1c} um 4 Prozent
- der hoch sensitive Entzündungsparameter CRP sank um 17 Prozent
- das HDL stieg um 1 Prozent
- eine Verbesserung des Verhältnisses Cholesterin/HDL und Triglyzeride/HDL um ~ 14 beziehungsweise ~ 34 Prozent

Die blutzuckersenkende Wirkung unter der LOGI-Ernährung war so ausgeprägt, dass die antidiabetische Medikation (orale Antidiabetika und Insulin) bei 49 Prozent der Patienten vollständig abgesetzt und bei 42 Prozent reduziert werden konnte. Nur bei neun Prozent blieb die Medikation unverändert. Eine Dosissteigerung war dagegen bei keinem Patienten der LOGI-Gruppe notwendig. Insgesamt ergab sich eine massive Einsparung der diabetischen Medikation von 75 Prozent.

Verglichen wurden die Ergebnisse der LOGI-Gruppe mit den Ergebnissen einer Kontrollgruppe aus früheren Jahren, die eine fettreduzierte, kohlenhydratreiche Kost (kalorienreduziert) erhielt und ein identisches Bewegungsprogramm absolvierte. In der Kontrollgruppe kam es, trotz Kalorienbeschränkung, zu einer geringeren Reduktion des Körpergewichts von durchschnittlich 2,1 Kilogramm (zwei Prozent). Das vollständige Absetzen der Antidiabetika war nur bei vier Prozent und eine Reduktion der Dosis bei 13 Prozent der Patienten möglich. Bei ganzen 67 Prozent der Patienten blieb die medikamentöse Therapie völlig unverändert und musste bei 16 Prozent sogar erhöht werden.

Schlussfolgerung: Patienten mit Typ-2-Diabetes können ernährungstherapeutisch mit der LOGI-Methode sehr erfolgreich behandelt werden! Der positive Effekt auf Blutzucker und Fettstoffwechsel kann das Herz-Kreislauf-Risiko deutlich senken! Zudem ergibt sich eine erhebliche Einsparung in der diabetischen Medikation!

LOGI und Lebensqualität

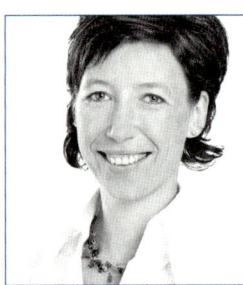

Heike Niemeier
Dipl. Oecotrophologin
Hamburg
www.heikeniemeier.de

Während die kohlenhydratreduzierte Kost nach der LOGI-Methode die Blutwerte der Diabetespatienten verbessert, wird sie gleichzeitig nicht als »klassische« – oftmals hungerauslösende – Diät empfunden. Die Ernährungsempfehlungen von LOGI sind für die Patienten leicht verständlich, schmackhaft und es darf »ad libitum«, das heißt bis zur Sättigung, gegessen werden. Blutzucker- und Insulinschwankungen fallen weg. LOGI wird daher als Ernährungsweise bezeichnet, die die Lebensqualität bei Diabetes verbessern kann und so die Motivation wächst, die Empfehlungen auch langfristig im Alltag umzusetzen.

Im Rahmen meiner Promotionsarbeit findet in der Rehaklinik Überruh gerade eine Untersuchung statt, die die langfristige Wirkung der LOGI-Methode auf die Lebensqualität der Patienten untersucht. Die Datenerhebung in der Klinik ist abgeschlossen und die Nachbefragung findet aktuell statt. Die Rücklaufquote in der Nachbefragung ist mit über 80 Prozent sehr hoch.

In persönlichen Gesprächen mit den Patienten werden die genannten Vorteile bestätigt. Manche Patienten gaben an, auf die sonntägliche »Brezen« nicht verzichten zu wollen oder zu können. Das Schöne ist: LOGI erfordert dieses ja auch nicht!

Bemerkenswert ist, dass im Vergleich von LOGI vs. klassischer Ernährungstherapie (fettarm/kohlenhydratreich) die Patienten LOGI als »viel besser« (63,9 Prozent), »besser« (26,2 Prozent) oder als »gleichwertig« (9,8 Prozent) bewerteten. Kein Patient bewertete LOGI als »schlechter« oder »viel schlechter«.

Weitere Ergebnisse werden in Kürze erwartet.

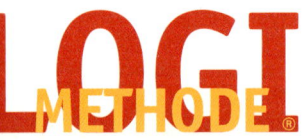

Diese Wege führen Sie in die Rehaklinik Überruh nach Isny (Allgäu).

1. Medizinische Rehabilitation.

Bei Ihnen besteht die Notwendigkeit beziehungsweise das Interesse an einer medizinischen Rehabilitation? Dann müssen Sie einen entsprechenden Rehaantrag stellen:

- Wenden Sie sich dazu an Ihren behandelnden (Haus-)Arzt. Er ist Ihnen beim Stellen des Rehaantrags behilflich. Gemeinsam mit ihm besprechen Sie, was Sie sich von einer Rehamaßnahme für Ihre Gesundheit erhoffen und definieren konkrete Ziele.

- Der Patient muss zudem einen Selbstauskunftsbogen zu seiner aktuellen gesundheitlichen Situation ausfüllen.

- Der Arzt erstellt separat anhand der Diagnose und zusätzlicher Befunde einen Befundbericht, der dem Rehaantrag beigelegt wird. Er bescheinigt dem Patienten die medizinische Notwendigkeit einer Rehabilitation.

- Der ausgefüllte Rehaantrag (inklusive Selbstauskunftsbogen, ärztlicher Befundbericht) wird nun vom Arzt an die entsprechenden Kostenträger (zum Beispiel Rentenversicherung bei Berufstätigen, Krankenkasse bei Rentnern) weitergeleitet.

- Sobald der Rehaklinik Überruh die Kostenzusage vorliegt, wird mit dem Patienten ein Termin vereinbart, an dem sein Rehaaufenthalt beginnen kann.

  Hinweis: Es besteht auch die Möglichkeit, eine private Rehabilitationstherapie zu beantragen. In diesem Falle trägt der Patient alle Kosten selbst.

2. Offene Badekur

Die ambulante Badekur kann in Anspruch genommen werden, wenn eine intensive stationäre Rehabilitation noch nicht notwendig ist oder sie dient oftmals als Alternative, wenn eine Rehabilitationsmaßnahme nicht genehmigt wurde.

- Der behandelnde Arzt stellt die medizinische Notwendigkeit der Kur fest und ist dem Patienten beim Ausfüllen des Antrags an die Krankenkasse behilflich.
- Wird die Kur genehmigt, dann übernimmt die Krankenkasse die Kosten der Behandlung und des Badearztes.
- Die Patienten müssen für Übernachtung, Verpflegung sowie den Eigenanteil und die Rezeptgebühr aufkommen.

3. Gesundheitswochen

Für Interessierte bietet die Rehaklinik Überruh spezielle Gesundheitswochen auch im Bereich LOGI an. Die Anmeldung hierfür erfolgt über die Klinik selbst. Die Kosten werden von den Teilnehmern getragen – je nach Krankenkasse besteht die Möglichkeit zur Bezuschussung.

- LOGI-Basis-Programm: Auf Basis einer umfangreichen individuellen Diagnostik wird eine stoffwechselangepasste Ernährung angeboten und ein Trainingsprogramm zur Fettverbrennung erstellt.
- LOGI-Diabetes-Programm: Dieses Programm ist speziell für insulinpflichtige Diabetiker geeignet, bei denen eine Umstellung auf eine kohlenhydratreduzierte Ernährung unter medizinischer Aufsicht erfolgen soll.

Tipp: Nähere Informationen zu den einzelnen Programmen und eine detaillierte Übersicht über das Leistungsspektrum erhalten Sie auf der Homepage der Rehaklinik Überruh. Dort können Sie sich auch die entsprechenden Infomaterialien herunterladen.

Ihr Kontakt zur Rehaklinik Überruh:

Rehaklinik Überruh, Bolsternang, 88316 Isny im Allgäu
Telefon 07562 75-0, Telefax 07562 75-400
info@rehaklinik-ueberruh.de, www.rehaklinik-ueberruh.de

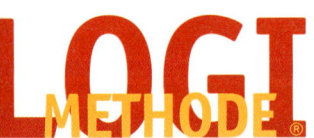

So finden Sie eine Rehaklinik, die zu Ihnen passt!

In Deutschland gibt es ein umfangreiches Angebot an Rehabilitationseinrichtungen. Einige der Rehakliniken haben sich dabei auf ein recht breites Spektrum an medizinischen Indikationen ausgerichtet, während sich andere wiederum auf bestimmte Krankheitsbilder spezialisiert haben. Da fällt es nicht leicht, den Überblick zu behalten. Wie finde ich unter all den Rehazentren eine Klinik, die für die Behandlung meines gesundheitlichen Anliegens geeignet ist? Wie geht man das Projekt »Rehaklinik« überhaupt an, wenn man weiß, dass eine medizinische Rehabilitation bevorsteht? Um diese Frage zu klären und Ihnen die Suche nach einer passenden Rehaklinik zu erleichtern, wurden im Folgenden einige Fachkräfte zu ihrer Meinung und ihren beruflichen Erfahrungen zu diesem Thema befragt. Die Interviews finden Sie ab Seite 76.

Beispiel-Speisepläne aus der Rehaklinik Überruh der Deutschen Rentenversicherung Baden-Württemberg.

Woche 1	LOGI-Kost Mittagessen	LOGI-Kost Abendessen
Montag	<ul><li>Spargelsalat mit Tomatenwürfel und Basilikum</li><li>Bauernbratwurst auf Bayrisch Kraut</li><li>Salatbüfett</li><li>frisches Obst vom Büfett</li></ul>	<ul><li>Zucchini-Paprika-Tomaten-Salat</li><li>gemischter Pastetenaufschnitt, Allgäuer Butterkäse, Essiggurken, Maiskölbchen, Tomatenpaprika</li><li>Waldpilzrahmsuppe</li></ul>
Dienstag	<ul><li>Geflügelcremesuppe mit Hühnerfleisch</li><li>Schweinbraten »Zigeuner Art«, Balkangemüse</li><li>Salatbüfett</li><li>Rhabarber mit Vanillecreme</li></ul>	<ul><li>Blumenkohlsalat mit Äpfeln, Wachholder- und Kaminrauchschinken, Tilsiterstangen, Tomate und roter Rettich</li><li>Vollkornbrot</li></ul>
Mittwoch	<ul><li>Rinderbouillon mit Gemüsestreifen</li><li>Tafelspitz mit Sahnemeerrettich und Roter Bete</li><li>Gemüsemischung »Balance«</li><li>Käsedessert mit frischem Obst</li></ul>	<ul><li>Käsesalat mit Salamiwürfeln</li><li>Erbsen, Möhren und Paprika</li><li>Fleischkäse-Röllchen, Bergkäse, Cornichons, Kürbiswürfel, Perlzwiebeln</li></ul>

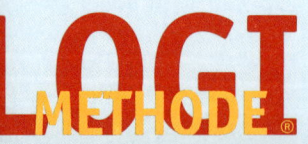

Woche 1	LOGI-Kost Mittagessen	LOGI-Kost Abendessen
Donnerstag	<ul><li>Minestrone</li><li>gebackener Zander, zerlassene Butter, Zitrone, mediterranes Grillgemüse</li><li>Salatbüfett</li><li>Sahnequark »Tuttifrutti«</li></ul>	<ul><li>Kohlrabi-Apfel-Sellerie-Salat mit Orangenscheiben</li><li>frische gebratene Hähnchenkeule, Gouda</li><li>frisches Obst der Saison</li></ul>
Freitag	<ul><li>Zuccinicremesuppe</li><li>Fleischbällchen auf Möhren, Sellerie und Lauch mit Dillrahmsauce</li><li>Salatbüfett</li><li>frisches Obst</li></ul>	<ul><li>weißer Rettich mit Paprikastreifen, Hauchenbergler und Backsteiner</li><li>Dillhappen »Friesisch«, Paprika und Tomaten</li><li>1 mittelgroße Pellkartoffel, Butter</li></ul>
Samstag	<ul><li>Pichelsteiner Fleisch mit Möhren, Sellerie, Weißkohl</li><li>Sahnepudding</li><li>Latte Macchiato</li></ul>	<ul><li>gebackenes Schnitzel »Wiener Art« mit Gemüsesalat, Allgäuer Emmentaler, Tomatenpaprika und Peperoni</li></ul>
Sonntag	<ul><li>Kalbfleischcremesuppe</li><li>Putenschnitzel in Käse-Ei-Hülle</li><li>Mandelbrokkoli und Pariser Möhren in Kräuterbutter</li><li>Eisdessert</li></ul>	<ul><li>feiner Geflügelsalat mit Mandarinen und Ananas</li><li>Frischwurstaufschnitt, Kräuterkäse vom Hauchenberg</li><li>frische Tomaten und Salatgurken</li></ul>

LOGI-Kost. Kostform mit reduziertem Anteil konzentrierter Kohlenhydrate. Geeignet für Übergewichtige und Diabetiker.

Woche 2	LOGI-Kost Mittagessen	LOGI-Kost Abendessen
Montag	- Eierflöckchensuppe - Geflügelfrikadellen an Balkangemüse - Zaziki - Salatbüfett - Erdbeersahnequark	- Brokkoli mit Radiesle in Gemüse-Leinsamen-Sauce, - Bierschinken, Paprika-Frischkäse-Creme, Käseauswahl - frische Paprika und Salatgurken
Dienstag	- grüne Erbsencremesuppe - frisches Isnyer Forellenfilet mit Kräuterkruste auf Blattspinat, Grilltomate - Salatbüfett - Zwetschgenkompott	- mediterraner Thunfischsalat mit weißen Bohnen, Tomaten, Paprika, Mais und Oliven - Lindenberger Käsestangen, Putensalami, Tomaten und Rettich
Mittwoch	- Kokosnusscremesuppe - Sauerbraten mit Apfelrotkohl - Preiselbeerpfirsich - frisches Obst vom Büfett	- Truthahn-Wurst-Salat mit Zwiebeln und Tomate, Biarom Käse - Senfgurken, Tomatenpaprika, Essiggurken - Vollkornbrot
Donnerstag	- Fleischbrühe mit Ei und Gemüse - Truthahnbrust mit Waldpilzsauce - Prinzessbohnen - Salatbüfett - Pfirsichsahnequark	- weißer Rettich mit Möhren und Ananas, - Rahmkäse, Gouda, oberschwäbischer Wurstaufschnitt - gegrillte heiße Hähnchenhaxen - Fleischtomaten

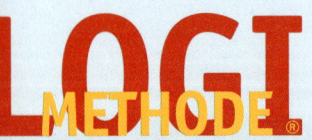

Woche 2	LOGI-Kost Mittagessen	LOGI-Kost Abendessen
Freitag	• Brokkolirahmsuppe • Wildlachsfilet mit Hollandaise • Fingermöhrchen und Kresse • Salatbüfett • Dunstkompotte	• Bismarckheringe mit Zwiebel • Käseauswahl mit Rauchkäse, Sahnebrie • frische Gurken, Paprika und Tomaten • 1 Pellkartoffel mit Kräuterquark, Butter
Samstag	• amerikanischer Bohneneintopf mit Chili, Paprika, Mais, Feuerbohnen, Rindfleisch und Bockwurst • Waldbeerensahnequark	• Gemüsesalat mit Erbsen, Möhren, Mais und Linsen • warme Fleischfrikadelle mit ½ Ei, Grünländer mit Chili • Mixed Pickles mit Peperoni
Sonntag	• klare Gemüsesuppe mit Lauchstreifen • glacierter Schinkenbraten • Rosenkohl mit Speck, Kräutersträußchen • frisches Obst vom Büfett	• Selleriesalat mit Mandarinen und Nüssen • kalte Bratenplatte, Trappistenkäse • frische Melonenspalten

LOGI-Kost. Kostform mit reduziertem Anteil konzentrierter Kohlenhydrate. Geeignet für Übergewichtige und Diabetiker.

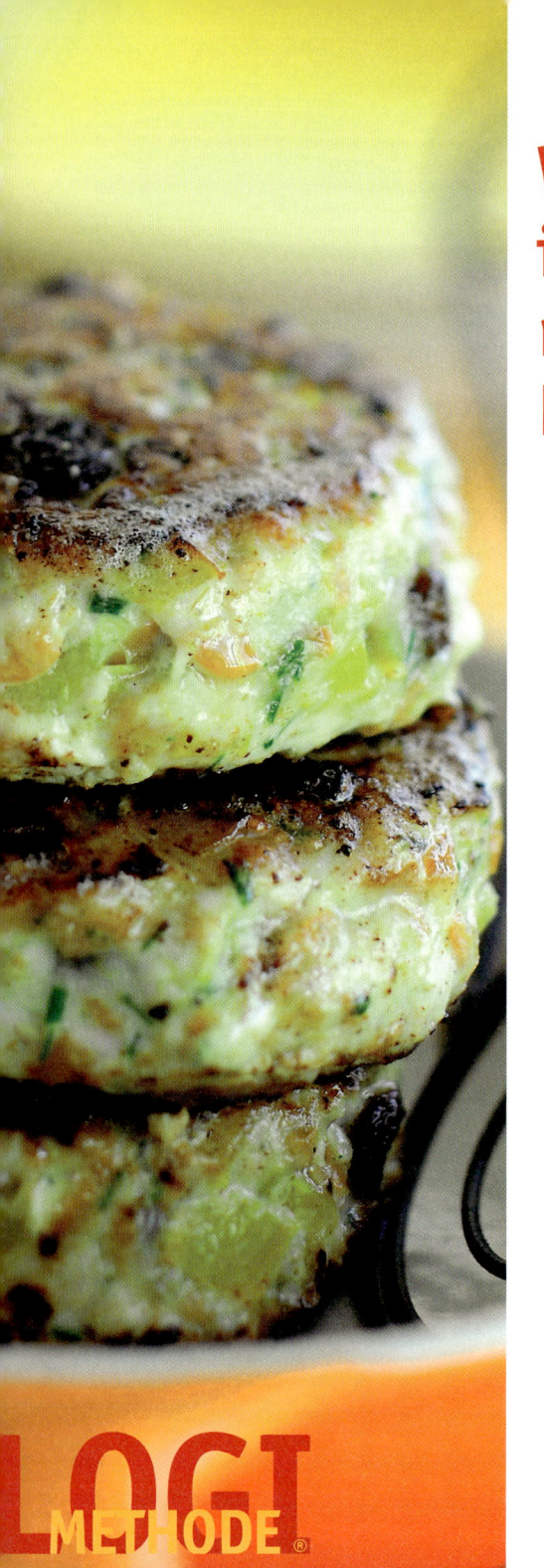

Wie finde ich die richtige Rehaklinik?

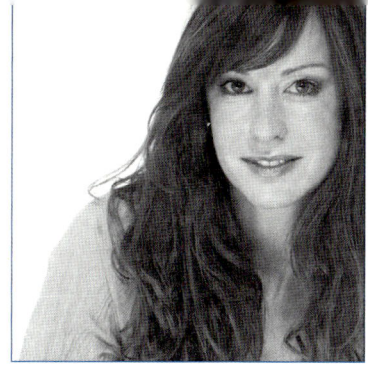

Franca Mangiameli
Dipl.-Oecotrophologin
Essteam Hamburg

Interview mit Franca Mangiameli

Andra Knauer: Welchen Ratschlag haben Sie für Patienten, die sich mit dieser Frage an Sie wenden?

Franca Mangiameli: Wichtig ist, dass die Patienten frühzeitig mit der Suche nach einer für sie geeigneten Rehaklinik beginnen. Sonst weisen die Kostenträger der Rehabilitation den Patienten möglicherweise eine Klinik zu, die nicht dem entspricht, was sie sich eigentlich vorgestellt haben.

Zunächst würde ich dem Patienten daher empfehlen, sich genau zu überlegen, was er sich von einer medizinischen Rehabilitation erhofft, um dann im nächsten Schritt mit dieser Zielvorstellung an seinen Arzt heranzutreten. Der Arzt hilft nicht nur bei der Beantragung der Reha, sondern kann dem Patienten vielleicht sogar schon direkt einige Rehakliniken empfehlen, die auf das gesundheitliche Problem des Patienten ausgerichtet sind. Wenn der Patient in einer bestimmten Rehaklinik untergebracht werden möchte oder er die Reha nur in einem bestimmten Zeitraum antreten kann, ist es wichtig, dass diese Informationen gleich gemeinsam mit dem Rehaantrag an den jeweiligen Kostenträger weitergeleitet werden, damit das von vornherein berücksichtigt werden kann.

A. K.: Wie können Patienten möglichst effektiv an die Suche einer Rehaeinrichtung herangehen?

F. M.: Ich denke, dass es immer günstiger ist, sich die Informationen über potenzielle Rehakliniken aus verschiedenen Quellen zusammenzusuchen: die Website und das Infomaterial der Klinik, Presseartikel über die

Rehaklinik, die Bewertungen der Klinik von ehemaligen Patienten usw. So hat man u. a. die Möglichkeit zu prüfen, ob eine Klinik auch tatsächlich auf die Erkrankung beziehungsweise gesundheitlichen Beschwerden des Patienten ausgerichtet ist. Es ist schon vorgekommen, dass Übergewichtige berichten, dass sie in einer Klinik untergebracht waren, die die Behandlung von Übergewicht beziehungsweise Adipositas als Schwerpunkt ihrer Klinik aufgeführt hat. Doch während des Aufenthaltes wurde im Rahmen der Therapie oder in Vorträgen und Seminaren viel zu wenig darauf, aber dafür auf ganz andere, für diese Patienten nicht relevante Erkrankungen eingegangen. Dem kann man vorbeugen, indem man die Erfahrungsberichte anderer übergewichtiger Patienten mit der jeweiligen Rehaklinik liest.

Über einen Mix an unterschiedlichen Informationsquellen erhält man letztlich ein vollständigeres und neutraleres Bild darüber, ob eine Rehaklinik zu einem passt, als wenn man sich nur auf die Aussagen einer Quelle verlässt.

A. K.: *Inwiefern eignen sich diese Internetseiten, auf denen Kliniken von Patienten bewertet werden, für die Recherchezwecke der Rehainteressierten?*

F. M.: Generell sind solche Seiten im Internet sicherlich eine hilfreiche Option, um an nützliche Informationen zu den einzelnen Rehakliniken zu kommen. Ich würde die Beiträge und Bewertungen allerdings immer unter kritischen Gesichtspunkten betrachten. Schließlich spiegeln sie die subjektive Meinung der Patienten wider und Geschmäcker sind nunmal verschieden. Trotzdem gewinnt man beim Durchstöbern der Bewertungen schon einen Eindruck über die Rehakliniken. Es ist aber ganz ratsam, darauf zu achten, WER diese Beiträge schreibt. Hat der Verfasser dieser Bewertung die gleichen medizinischen Gründe für seine Rehabilitation wie ich, ist er ungefähr in meinem Alter, wie ist er versichert (gesetzlich oder privat) usw. So ist die Aussagekraft der Bewertungen für die Leser vielleicht etwas besser einzuschätzen. Denn Dinge, mit denen ein gastrologischer Patient während seines Rehaaufenthaltes zufrieden war, müssen noch lange nicht für einen Diabetiker gelten.

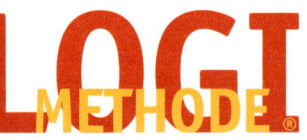

A. K.: Was macht eine Rehaeinrichtung zu einer geeigneten Klinik für übergewichtige Menschen beziehungsweise
Typ-2-Diabetiker?

F. M.: Das Ziel einer entsprechenden Rehabilitationsmaßnahme ist es,
den Gesundheitszustand von Diabetikern und Übergewichtigen sowohl
kurz- als auch langfristig zu verbessern. Wenn es einer Rehaklinik gelingt,
diesem Ziel während des Aufenthaltes ihrer Patienten näher zu kommen,
dann spricht das in jedem Fall für diese Klinik.

Ich denke es ist die Kombination aus verschiedenen Faktoren, die eine
»gute« Klinik ausmacht. Ein effektives Therapieprogramm, kompeten-
te Ärzte und Rehamitarbeiter, die individuell auf die Rehapatienten ein-
gehen und ein offenes Ohr für ihre Belange haben und obendrein ein
freundliches Umfeld gehören mit Sicherheit dazu. Darüber hinaus gelingt
es einer »guten« Klinik, ihre Patienten optimal auf das Leben nach der
Rehabilitation vorzubereiten, wenn es dann zu Hause auch ohne Ärzte,
den täglichen Speiseplan und das feste Trainingsprogramm funktionie-
ren muss!

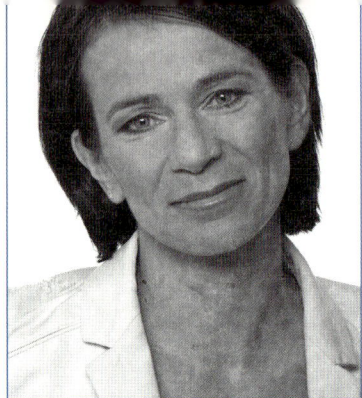

Heike Lemberger
Dipl.-Oecotrophologin
active & food CONSULTING

Interview mit Heike Lemberger

Andra Knauer: *Was empfehlen Sie Patienten, die gerade auf der Suche nach einer geeigneten Rehaklinik aufgrund ihres Diabetes und/oder zum Abnehmen sind?*

Heike Lemberger: Speziell allen Patienten, die sich für eine Rehaklinik interessieren, die mit der LOGI-Methode arbeitet, würde ich empfehlen, die Internetseite von LOGI (www.logi-methode.de) zu besuchen. Unter der Rubrik Kooperationspartner sind einige Kliniken aufgeführt, die die LOGI-Ernährung anbieten. Ansonsten würde ich dazu raten, mit den Kliniken, die in der engeren Auswahl sind, direkt Kontakt aufzunehmen und einfach mal nachzufragen, ob die Klinik eine »Low-Carb«-Ernährung anbietet.

A. K.: *Inwieweit wird die LOGI-Kost denn Ihres Wissens nach heute in der Rehabilitation von Adipositas und/oder Typ-2-Diabetes eingesetzt?*

H. L.: Ich denke, dass die LOGI-Methode im Rehabilitationsalltag zunehmend an Bedeutung gewinnt. Die Offenheit für »Low-Carb« nimmt stetig zu, und zahlreiche wissenschaftliche Studien belegen immer wieder die günstigen Effekte der kohlenhydratreduzierten Ernährung im Zusammenhang mit Diabetes mellitus Typ 2 und Adipositas. Man darf das Konzept vielleicht nicht immer so nennen, aber ich vermute, dass es bereits mehrere Kliniken gibt, die ein entsprechendes Mahlzeitenangebot haben.

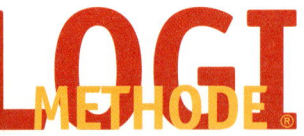

A. K.: *Wie kommen Interessierte/Patienten an verlässliche Informationen über eine geeignete Rehaklinik?*

H. L.: Das ist eine gute Frage. Ich würde in erster Linie dem behandelnden Arzt vertrauen. Er kennt die Abläufe und Formalitäten, die mit der Beantragung einer medizinischen Rehabilitation einhergehen. Hinzu kommt, dass er aufgrund der Erfahrung mit seinen Patienten, die eine Rehaklinik besuchen werden beziehungsweise besucht haben, nützliche Hinweise und Tipps geben kann. Wie haben sich andere Patienten Informationen zu dem Thema beschafft und wie zufrieden waren sie letztlich mit der ausgewählten Klinik? Wie bemüht waren die Ärzte und das Personal der Rehaeinrichtung, wie war der Alltag strukturiert, welche Behandlungsangebote gab es? Ich denke, dass sind Punkte, auf die Patienten im persönlichen Gespräch mit ihrem behandelnden Arzt immer mal mehr oder weniger zu sprechen kommen.

Gleichzeitig ist es aber auch wichtig, dass die Patienten eigene Recherchen zu einer passenden Klinik anstellen. Das Internet ist eine einfache und schnelle Möglichkeit, um an hilfreiche Informationen zu kommen. Internetseiten wie zum Beispiel www.reha-patient.de liefern neben allgemeinen Hintergrundinfos zur Rehabilitation auch die Möglichkeit, sich über ein Forum mit anderen über das Thema Reha auszutauschen, und zudem ist eine Auswahl an bundesweiten Rehaeinrichtungen aufgeführt. Daneben sind auch die Kostenträger direkt wie zum Beispiel die Rentenversicherung und die Krankenkasse oder gemeinsame Rehaservicestellen Ansprechpartner, an die man sich während seiner Suche wenden und beraten lassen kann.

A. K.: *Welche Merkmale zeichnen eine geeignete Rehaeinrichtung für Diabetes- beziehungsweise Adipositaspatienten aus?*

H. L.: Ich denke, dass folgende Punkte zu einer »guten« Rehaklinik dazugehören sollten:

- Für den Patienten besteht die Möglichkeit, seine Ernährungsweise frei zu wählen. Ein Mahlzeitenangebot, welches sowohl nach DGE-Empfehlungen als auch nach LOGI ausgerichtet ist, wäre daher wünschenswert.

- Es gibt ein vielfältiges Bewegungsprogramm, bei dem die Patienten fortwährend von professionellen Fachkräften betreut werden und nicht nur einen Trainingsplan erhalten, mit dem sie dann sich selbst überlassen sind.

- Eine psychologische Unterstützung in Kombination mit Motivations- und Verhaltenstraining ist im Rahmen einer Ernährungs- und Bewegungstherapie eine sehr sinnvolle Ergänzung, um das Erlernte auch später zu Hause im Alltag weiter umsetzen zu können.

- Das Ambiente einer Rehaklinik ist für den Rehabilitationsprozess ebenfalls von Bedeutung. Ein freundlicher Umgang mit den Patienten und ein möglichst stressfreier Ablauf der einzelnen Therapieprogramme tragen gewiss dazu bei.

A. K.: Sehen Sie Probleme beziehungsweise Schwierigkeiten, die sich für Patienten möglicherweise im Vorfeld ihres Rehaaufenthaltes ergeben können?

H. L.: Ich gehe davon aus, dass es sicherlich auch vorkommt, dass Patienten eine gewisse Wartezeit in Kauf nehmen müssen, bis ihr Rehaantrag genehmigt wird oder dass Rehaanträge auch ganz abgelehnt werden. Man sollte sich dann nicht gleich entmutigen lassen und das Handtuch schmeißen, sondern sein Ziel weiterhin vor Augen behalten und den nächsten Versuch starten.

Ein anderer Aspekt ist, dass viele Patienten nicht wissen, dass es in der medizinischen Rehabilitation ein »Wunsch- und Wahlrecht« gibt. Die Leistungsträger berücksichtigen dabei die Wünsche der Patienten (z. B. Rehabilitation in einer bestimmten Region oder in einer konkreten Einrichtung), wenn diese als »berechtigt« angesehen werden.

Dazu ist es wichtig, dass die Patienten ihre Wünsche auch kundtun, indem sie diese während des Antragsprozesses gemeinsam mit ihrem Arzt besprechen und im Rehaantrag aufführen und begründen.

A. K.: Haben Sie noch einen Tipp, den Sie Rehapatienten mit auf den Weg geben können?

H. L.: Wenn ein Aufenthalt in einer Rehaklinik mit einem LOGI-Angebot, aus welchen Gründen auch immer, nicht möglich sein sollte, würde ich den Patienten raten, LOGIsche haltbare Lebensmittel mitzunehmen: Nüsse, Kokoschips, Kerne, Hartkäse, Möhrensticks usw. eignen sich in diesem Falle ganz gut. Haben die Patienten das Prinzip der LOGI-Methode verinnerlicht, können sie während ihres Klinikaufenthaltes ihre

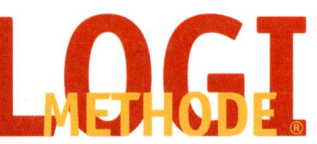

Ernährung gegebenenfalls trotzdem kohlenhydratreduziert gestalten. Vor dem Essen kann beispielsweise schon mit den mitgebrachten eiweißhaltigen Lebensmitteln »angesättigt« werden, sodass die Kohlenhydratkomponente der Hauptmahlzeiten gar nicht mehr (vollständig) aufgegessen werden muss, um satt zu werden.

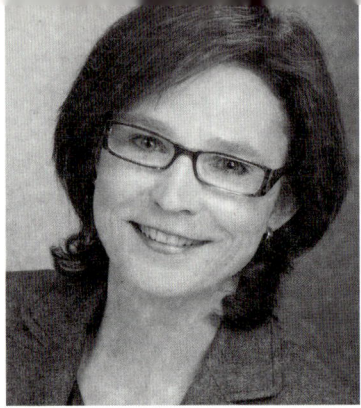
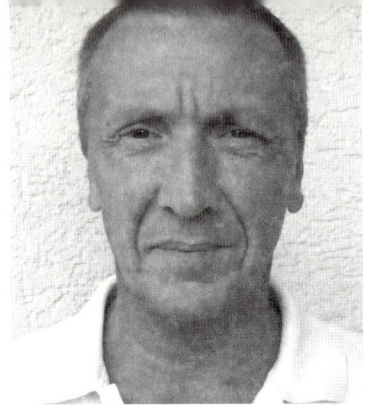

Dagmar Schopen
Dipl.-Oecotrophologin
Dr. Ambrosius, Gießen

Albert Schopen
Facharzt für Allgemeinmedizin
Ernährungsmediziner, Wettenberg

Interview mit Dagmar und Albert Schopen

Andra Knauer: Was raten Sie Ihren Übergewicht- beziehungsweise Diabetespatienten, bei denen die Notwendigkeit einer medizinischen Rehabilitation besteht?

Albert Schopen: Wenn es Sinn macht beziehungsweise die ambulanten Maßnahmen ausgeschöpft sind, rate ich den Patienten, sich mit ihrer Krankenkasse beziehungsweise Hausärzten in Verbindung zu setzen. Die Krankenkassen stellen die entsprechenden Unterlagen zur Antragstellung zur Verfügung. Bei akuten Fällen kann der Hausarzt nach Rücksprache mit dem Akutkrankenhaus direkt zuweisen. In der Regel ist das bei Übergewicht und Typ-2-Diabetes aber nicht der Fall.

A. K.: Wie kommen Interessierte/Patienten an vernünftige Informationen über eine geeignete Klinik?

Dagmar Schopen: Entsprechend der Indikation sind zunächst die Ziele einer stationären Rehabilitation mit dem behandelnden Arzt und gegebenenfalls der ambulant betreuenden Ernährungsberaterin abzustimmen.

Daraus ergeben sich Anforderungskriterien für eine geeignete Klinik. »Vernünftige Informationen« zu bekommen, die richtige Klinik zu finden, ist nicht einfach. Die Hausärzte oder behandelnden Ärzte können aber häufig aufgrund der Erfahrungen beziehungsweise Rückmeldungen ihrer Patienten wertvolle Tipps geben.

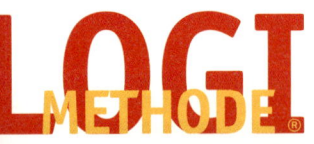

Kurzporträts und Profile von Rehaeinrichtungen, wie sie häufig im Internet oder auch in den Übersichtskatalogen der Krankenkassen zu finden sind, bieten einen guten Überblick über Indikationen und Therapiemöglichkeiten. Leider haben diese aber auch Werbecharakter und verhelfen nicht immer zu einer objektiven Beurteilung. Dennoch denke ich, dass das Internet den größten Pool an Informationen für eine vergleichende Suche bietet. Unter zum Beispiel www.medfuehrer.de, www.baederkalender.de oder www.rehakliniken.de kann nach verschiedenen Suchkriterien recherchiert werden. Gegebenenfalls wird es einem nicht erspart bleiben, mit manchen Häusern direkt Kontakt aufzunehmen, um Details zu erfragen.

A. K.: Was zeichnet Ihrer Meinung nach eine »gute« Klinik für Übergewichtige und Diabetespatienten aus?

D. S.: Eine »gute« Klinik für Übergewichtige und Diabetiker heißt gute medizinische Versorgung durch Internisten und Diabetologen beziehungsweise Endokrinologen und ein Konzept zum Abnehmen, das in den Alltag daheim problemlos übertragen werden kann, wie zum Beispiel die LOGI-Ernährung. Neben der Ernährungsberatung oder Ernährungstherapie sind praktische Anleitungen zum Beispiel in einer Patientenküche von großem Vorteil. Weiterhin sollte ein begleitendes Sportprogramm oder eine Bewegungstherapie mit im Angebot sein. Eine sinnvolle Ergänzung für den Patienten sind gegebenenfalls auch verhaltenstherapeutische Angebote.

Wir benötigen also gebündelte interdisziplinäre Kompetenz für die Betreuung der Patienten mit Übergewicht und Diabetes: Mediziner (Internisten, Diabetologen, Endokrinologen), qualifizierte und zertifizierte Ernährungsberater, Physiotherapeuten und Psychologen.

A. K.: Inwieweit ist LOGI Ihres Wissens nach im heutigen Adipositas- und Diabetesrehaklinikalltag etabliert?

D. S.: Trotz der günstigen wissenschaftlichen Datenlage und praktischen Erfolgen bei der Gewichtsreduktion ist LOGI noch nicht ausreichend im Praxisalltag der Kliniken angekommen. Eine der Ausnahmen, die mir bekannt ist, ist die Rehaklinik Überruh im Allgäu. Sie nimmt hier eine Vorreiterrolle ein und kann große Erfolge in der diätetischen Behandlung ihrer Adipositaspatienten und Diabetiker vorweisen.

A. K.: In welcher Form kann die Suche nach einer geeigneten Rehaeinrichtung auch mögliche Probleme und Schwierigkeiten mit sich bringen?

D. S.: Schwierig ist zunächst die große Anzahl an Rehakliniken überhaupt. Die Suchkriterien richten sich häufig nach Indikationen und Ort der Klinik. Ernährungstherapeutische Konzepte, wenn es solche gibt, sind für den Patienten wenig transparent.

Außerdem versuchen die Krankenkassen häufig, den Patienten an die eigenen Häuser zu verweisen, dann ist die Auswahl per se beschränkt.

A. S.: Wichtig ist mir, allgemein noch einmal darauf hinzuweisen, dass der Dauererfolg einer Gewichtsreduktion und eines gut eingestellten Typ-2-Diabetes im ambulanten Bereich und nicht im stationären Bereich sichergestellt wird. Das bedeutet, dass der Rehaaufenthalt ein wichtiger, aber oftmals nicht der letzte Schritt ist, wenn es darum geht, das eigene Übergewicht oder den Diabetes auf Dauer in den Griff zu bekommen. Patienten, die nach einer entsprechenden Rehabilitationsmaßnahme immer noch deutliche gesundheitliche Einschränkungen hinnehmen müssen, sollten auch im Anschluss an die Reha qualifizierte Betreuungsangebote von zum Beispiel Ernährungsberaterinnen oder Physiotherapeuten in der Nähe ihres Wohnortes in Anspruch nehmen.

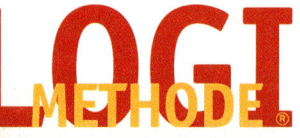

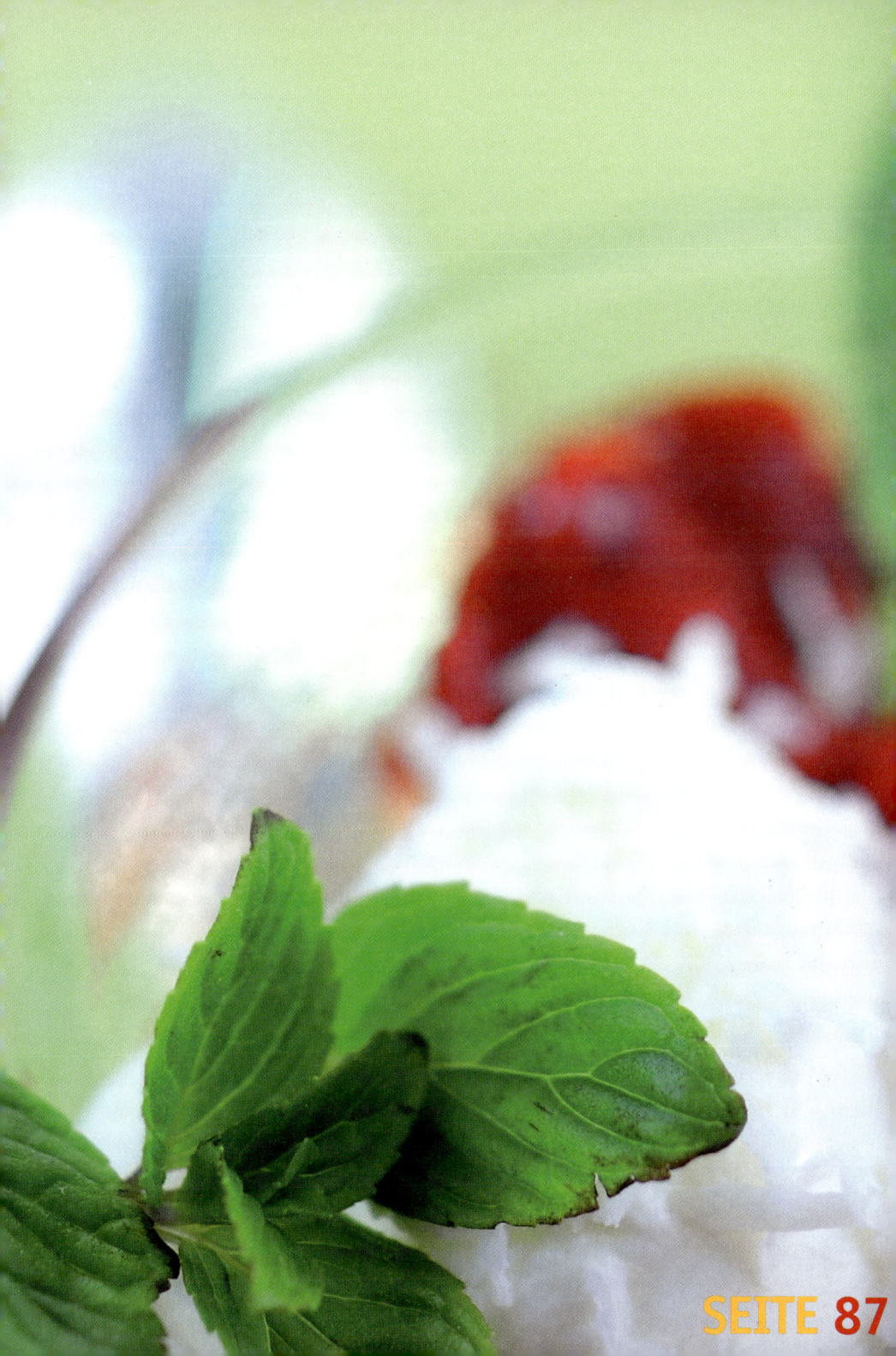

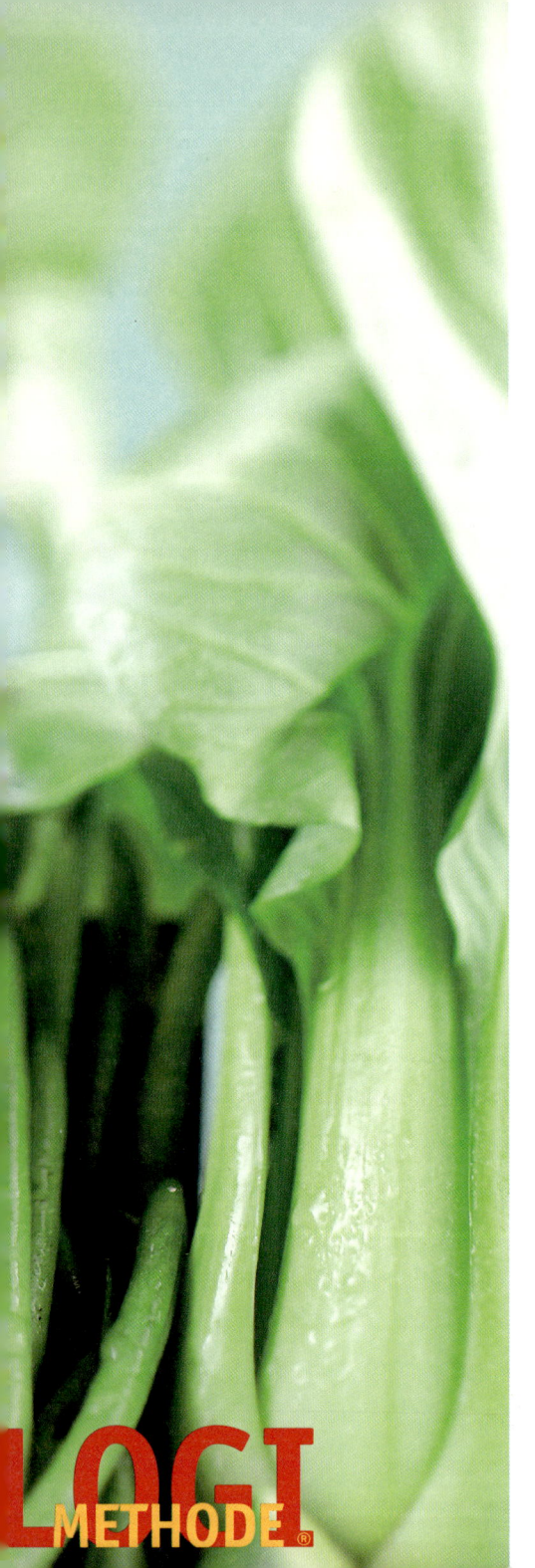

Checkliste: Die Merkmale einer geeigneten Rehaklinik.

LOGI
METHODE®

- Die Rehaklinik ist schwerpunktmäßig auf Ihre Indikation beziehungsweise Ihr gesundheitliches Problem ausgerichtet.

- Sie erhalten eine verständliche und ausführliche Aufklärung über Ihre gesundheitlichen Beschwerden.

- Es gibt ein ganzheitliches Therapieprogramm, welches sich aus verschiedenen Bausteinen wie zum Beispiel Ernährung, Bewegung, Verhaltenstraining usw. zusammensetzt.

- Die Rehabilitation zielt darauf ab, Ihre gesundheitliche Ausgangssituation zu verbessern, zum Beispiel die Einstellung eines Diabetikers zu optimieren.

- Ein kompetentes und interdisziplinäres Team aus Ärzten, Ernährungsberatern, Psychologen, Schwestern u.v.m. steht Ihnen während Ihres Rehaaufenthaltes zur Seite.

- Es wird auf Ihre Bedürfnisse und Probleme eingegangen.

- Sie werden in Ihrem persönlichen Vorhaben ermutigt und bestärkt und Ängste werden Ihnen so gut wie möglich genommen.

- Die Rehaklinik schafft eine Atmosphäre, in der Sie zur Ruhe kommen, sich erholen können und in der Stress möglichst vermieden wird.

- Sie gehen im Idealfall am Ende Ihres Aufenthaltes gesünder und gestärkter aus der Rehaklinik heraus, als wie Sie angekommen sind.

- Sie werden bestmöglich auf das Leben nach dem Rehaaufenthalt vorbereitet, damit sich Ihr Gesundheitszustand auch nachhaltig verbessert.

Hinweis: Behalten Sie diese Merkmale bei Ihrer Suche nach einer Klinik im Hinterkopf. Wie viele Punkte treffen bei der Rehaklinik, die Sie ins Auge gefasst haben, zu? Versuchen Sie, das anhand der Ihnen über die Einrichtung vorliegenden Informationen, zum Beispiel aus den Erfahrungen anderer Patienten, herauszufinden!

Die wichtigsten Tipps, die Ihnen bei Ihrer Suche nach einer Rehaklinik helfen können, nun noch einmal zusammengefasst!

- Beginnen Sie mit den Nachforschungen nach einer für Sie geeigneten Rehaklinik möglichst frühzeitig, damit Ihre »Wunschklinik« bereits im Rehaantrag aufgeführt werden kann.

- Definieren Sie für sich, eventuell gemeinsam mit Ihrem behandelnden Arzt oder Ihrer Ernährungsberaterin, realistische Ziele, die Sie mit der Rehabilitation erreichen möchten. So wissen Sie auch, worauf Sie bei Ihrer Suche nach einer Rehaeinrichtung achten müssen.

- Nutzen Sie in jedem Fall mehrere Informationsquellen für Ihre Klinikrecherche.

Hier finden Sie entsprechende Hilfe:

- behandelnder (Haus-)Arzt
- Deutsche Rentenversicherung
  www.deutsche-rentenversicherung.de
- gesetzliche Krankenkasse
- Rehaservicestellen
  www.reha-servicestellen.de
- Informationsportal rund ums Thema Rehaklinik
  www.reha-patient.de
- Bewertungen einzelner Kliniken
  www.klinikbewertungen.de
- LOGI in der Rehaklinik
  www.logi-methode.de
- Suchportale für Rehakliniken
  www.baederkalender.de
  www.medfuehrer.de
  www.rehakliniken.de

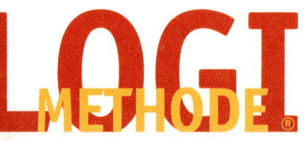

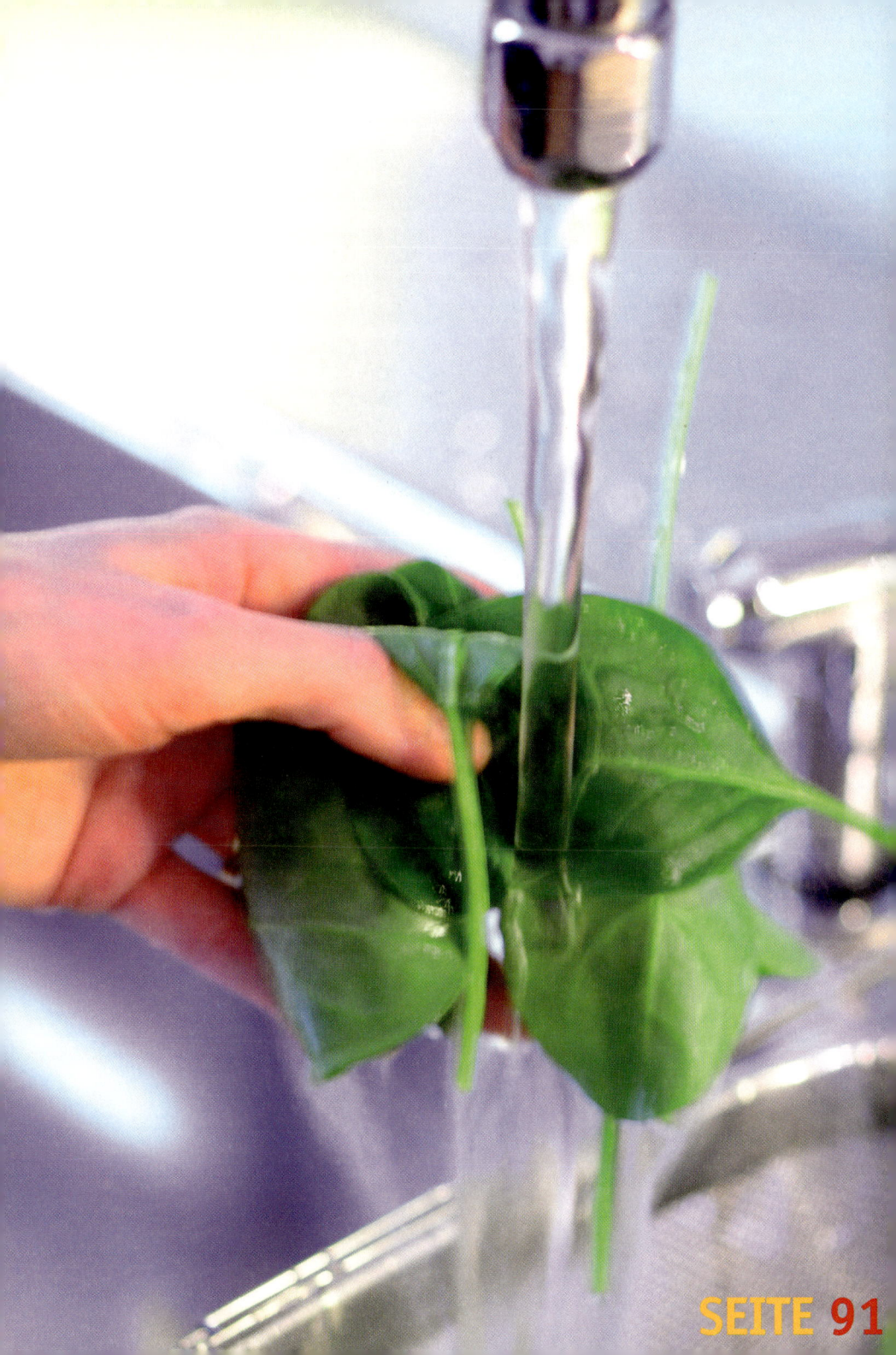

LOGI-Methode

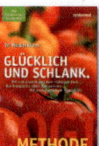

Über eine halbe Million Leser kauften LOGI-Bücher! Damit ist Dr. Nicolai Worms LOGI-Methode eine der erfolgreichsten Ernährungs-ratgeber-Reihen auf dem Markt.

Dr. oec. troph. Nicolai Worm ist ein im gesamten deutschen Sprachraum bekannter Ernährungswis-senschaftler. Nach seinem Studium der Oecotropho-logie in München und seiner Promotion an der Universität in Gießen lag sein Forschungsschwer-punkt im Bereich Ernährung und Herzinfarkt. Die Fach-welt kennt ihn u. a. für seine kritische Position in der Cholesterindiskussion und durch seine Lehrtätigkeit im Bereich Sporternährung. Nicolai Worm hat zahlreiche Bücher, Broschüren und Fachartikel verfasst und ist zusätzlich durch seine Radio- und TV-Auftritte sowie durch seine ARD-Senderreihe »Ernährungs-wissenschaft für den Hausgebrauch« auch dem Publikum vertraut geworden.

Seit 2009 ist er Professor an der Deutschen Hoch-schule für Prävention und Gesundheitsmanagement (DHPG).

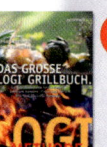

LOGI-METHODE.
Glücklich und schlank.
Mit viel Eiweiß und dem richtigen Fett.
Das komplette LOGI-Basiswissen.
Mit umfangreichem Rezeptteil.
Dr. Nicolai Worm
978-3-927372-26-9 **19,90 €**

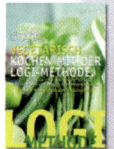

LOGI-METHODE.
Das große LOGI-Grillbuch.
120 heiß geliebte Grillrezepte
rund um Gemüse, Fisch und Fleisch.
Ein Fest für LOGI-Freunde.
Heike Lemberger | Franca Mangiameli
978-3-942772-12-9 **19,99 €**

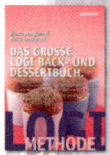

LOGI-METHODE.
Vegetarisch kochen mit der LOGI-Methode.
LOGI ohne Fisch und Fleisch?
Na klar! 80 innovative und kreative
LOGI-Veggie-Rezepte.
Wenige Kohlenhydrate – glutenfrei!
Susanne Thiel | Dr. Nicolai Worm
978-3-927372-80-1 **19,95 €**

LOGI-METHODE.
Das große LOGI-Back- und Dessertbuch.
Über 100 raffinierte Dessertrezepte,
die Sie niemals für möglich gehalten
hätten. So macht Leben nach LOGI
noch mehr Spaß!
Mit ausführlichem Stevia-Extrakapitel.
Franca Mangiameli | Heike Lemberger
978-3-927372-66-5 **19,95 €**

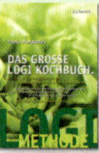

LOGI-METHODE.
Das große LOGI-Kochbuch.
120 raffinierte Rezepte zur Ernährungs-
revolution von Dr. Nicolai Worm.
Mit exklusiven LOGI-Kompositionen
der Spitzenköche Alfons Schuhbeck,
Vincent Klink, Ralf Zacherl, Christian
Henze und Andreas Gerlach.
Franca Mangiameli
978-3-927372-29-0 **19,95 €**

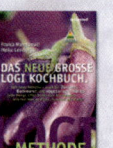

LOGI-METHODE.
Das neue große LOGI-Kochbuch.
120 neue Rezepte – auch für Desserts,
Backwaren und vegetarische Küche.
Jede Menge LOGI-Tricks und die klügsten
Alternativen zu Pizza, Pommes und Pasta.
Franca Mangiameli | Heike Lemberger
978-3-927372-44-3 **19,95 €**

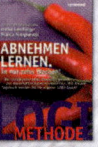

LOGI-METHODE.
Abnehmen lernen.
In nur zehn Wochen!
Das intelligente LOGI-Power-Programm
zur dauerhaften Gewichtsreduktion.
Mit diesem Tagebuch werden Sie Ihr
eigener LOGI-Coach!
Heike Lemberger | Franca Mangiameli
978-3-927372-46-7 **18,95 €**

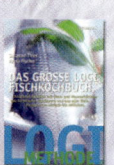

LOGI-METHODE.
Das große LOGI-Fischkochbuch.
Köstliche Gerichte mit Fisch und Meeres-
früchten aus heimischen Gewässern und
aus aller Welt.
Susanne Thiel | Anna Fischer
978-3-942772-07-5 **19,99 €**

LOGI-METHODE.
Fett Guide.
Wie viel Fett ist gesund? Welches
Fett wofür? Tabellen mit über 500
Lebensmitteln, bewertet nach ihrem
Fettgehalt und ihrer Fettqualität.
Heike Lemberger
Ulrike Gonder | Dr. Nicolai Worm
978-3-942772-09-9 **9,99 €**

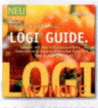

LOGI-METHODE.
LOGI-Guide.
Tabellen mit über 500 Lebensmitteln,
bewertet nach ihrem glykämischen Index
und ihrer glykämischen Last.
Franca Mangiameli
Dr. Nicolai Worm | Andra Knauer
978-3-942772-02-0 **6,99 €**

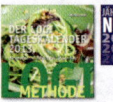

LOGI-METHODE.
Der LOGI-Tageskalender 2013.
Rezepte und Tricks für jeden Tag.
978-3-942772-18-1 **15,99 €**

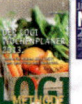

LOGI-METHODE.
Der LOGI-Wochenplaner 2013.
Woche für Woche alles LOGI!
Tipps und Tricks und Übersicht.
978-3-942772-19-8 **9,99 €**

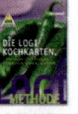

LOGI-METHODE.
Die LOGI-Kochkarten.
Die besten LOGI-Rezepte.
Einfallsreich, einfach, preiswert.
978-3-927372-45-0 **17,95 €**

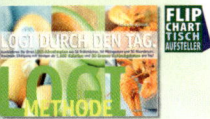
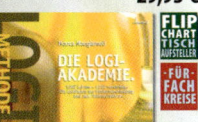
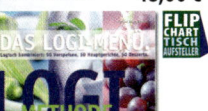
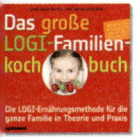
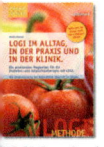
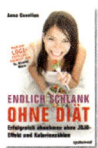
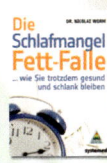
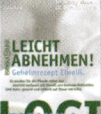
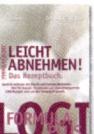
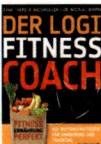
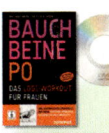
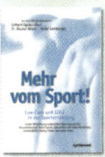
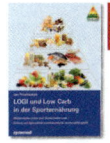
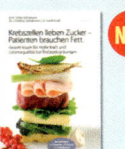
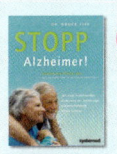
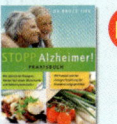
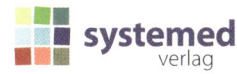

Yoga/Achtsamkeit

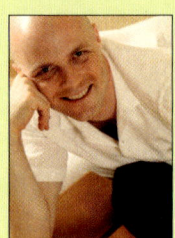

Trendthema Yoga im systemed Verlag: auch mit wenig Zeit zum perfekten Übungsergebnis. Mit Brahmadev Marcel Anders-Hoepgen.

Brahmadev Marcel Anders-Hoepgen praktiziert Yoga und Meditationstechniken schon seit früher Kindheit. Nach dem Studium der Musik konzertierte er viele Jahre als klassischer Gitarrist. Yoga und Meditation halfen ihm sehr bei dem Umgang mit Stress und Lampenfieber. Sein Verlangen, diese Lehre in ihrer Tiefe zu ergründen wurde so groß, dass er seinen Beruf als Musiker aufgab und der Einladung seines Gurus Shri Yogi Hari folgte, bei ihm zu leben und zu lernen.

Seitdem widmet er sein ganzes Leben dem Yoga. 2004 verlieh ihm Shri Yogi Hari den Titel »Sampoorna Yoga Meister«.

Brahmadev Marcel Anders-Hoepgen aus der Schule Shri Yogi Haris ist eine der einflussreichsten Persönlichkeiten im Sampoorna Hatha Yoga. Im systemed Verlag erscheint ein breites Spektrum seiner Lehrmaterialien in Buchform, auf DVD und auf CD.

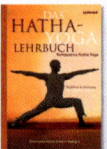

Das Hatha Yoga Lehrbuch.
Sampoorna Hatha Yoga, Perfektion in Bewegung. Die 150 schönsten Übungen.
Marcel Anders-Hoepgen
978-3-927372-53-5 **29,95 €**

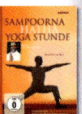 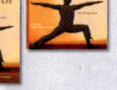

· **Sampoorna Hatha Yoga Stunde** (DVD)
978-3-927372-64-1 **17,95 €**
· **Sampoorna Hatha Yoga Stunde** (CD)
978-3-927372-65-8 **14,95 €**

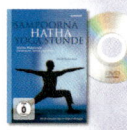

· **Sampoorna Hatha Yoga Stunde Stufe 2** (DVD)
978-3-942772-04-4 **17,95 €**

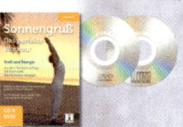

· **Sonnengruß, Teil 1** (DVD + CD)
Das perfekte Workout
978-3-927372-77-1 **16,95 €**

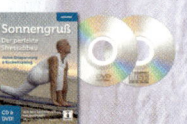

· **Sonnengruß, Teil 2** (DVD + CD)
Der perfekte Stressabbau
978-3-927372-97-9 **16,95 €**

· **Augenentspannung** (CD)
978-3-927372-71-9 **8,95 €**
· **Gleichgewicht** (CD)
978-3-927372-72-6 **8,95 €**
· **Nackenentspannung** (CD)
978-3-927372-70-2 **8,95 €**
· **Oberen Rücken stärken** (CD)
978-3-927372-73-3 **8,95 €**
· **Unteren Rücken stärken** (CD)
978-3-927372-74-0 **8,95 €**
· **Bauchmuskulatur stärken** (CD)
978-3-927372-75-7 **8,95 €**

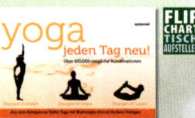

Yoga: Jeden Tag neu!
Über 100.000 mögliche Kombinationen für Übungseinheiten à 5 bis 10 Minuten.
Marcel Anders-Hoepgen
978-3-927372-69-6 **28,00 €**

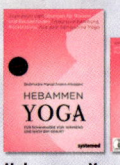

Hebammen Yoga
Übungen zur Geburtsvorbereitung und Rückbildung. *Inkl. Mantra-Audio-CD.*
Marcel Anders-Hoepgen
978-3-927372-99-3 **19,99 €**

· **Hebammen Yoga** (Doppel-DVD)
Übungen zur Geburtsvorbereitung und Rückbildung.
978-3-942772-03-7 **16,95 €**

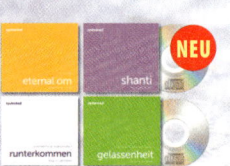

Nada-Yoga-Musik-Reihe
· **Shanti** (CD)
978-3-942772-29-7 **12,99 €**
· **Gelassenheit** (CD)
978-3-942772-15-0 **12,99 €**
· **Eternal OM** (CD)
978-3-942772-16-7 **12,99 €**
· **Runterkommen** (CD)
978-3-942772-17-4 **12,99 €**

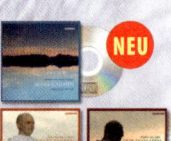

· **Besser schlafen.** (CD)
Entspannung für die Nacht.
978-3-942772-25-9 **12,99 €**
· **Gut schlafen.** (CD)
Entspannung für die Nacht.
978-3-927372-62-7 **9,95 €**
· **Kraft tanken.** (CD)
Entspannung für den Tag.
978-3-927372-61-0 **9,95 €**

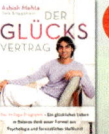

Der Glücksvertrag
Das 21-Tage-Programm. Ein glückliches Leben in Balance dank einer Formel aus Psychologie und fernöstlicher Heilkunst. *Inklusive DVD.*
Ashish Mehta | Gela Brüggemann
978-3-942772-14-3 **19,99 €**

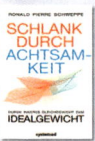

Schlank durch Achtsamkeit.
Durch inneres Gleichgewicht zum Idealgewicht
Ronald Pierre Schweppe
978-3-942772-00-6 **14,95 €**

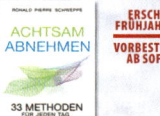

Achtsam abnehmen – 33 Methoden für jeden Tag
Ronald Pierre Schweppe
978-3-942772-30-3 **10,99 €**

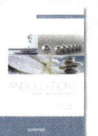

Andullation Quelle der Gesundheit
Einfache Wege gesund zu werden und zu bleiben
Birgit Frohn | Prof. Dr. Roland Stutz
978-3-942772-20-4 **18,99 €**

Mehr Infos zum Programm, zu den Autoren und zu weiteren Neuerscheinungen finden Sie im Internet auf www.systemed.de.

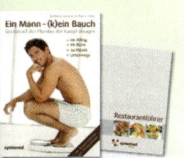

Ein Mann – (k)ein Bauch
Genussvoll den Pfunden den Kampf
ansagen: im Alltag, im Büro, zu Hause
und unterwegs. Mit Restaurantführer
zum Herausnehmen.
Barbara Gassert | Petra Linné
978-3-927372-82-5 **15,95 €**

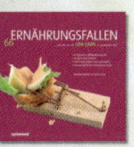

66 Ernährungsfallen
… und wie sie mit Low-Carb
zu vermeiden sind.
- in typischen Alltagssituationen
- für Büro und Freizeit
- mit Einkaufsführer im Supermarkt
- mit ausführlichem Restaurant-Guide
Barbara Gassert | Petra Linné
978-3-927372-55-9 **15,95 €**

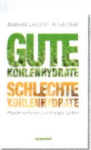

Gute Kohlenhyrate –
schlechte Kohlenhydrate
Pfunde verlieren und Energie tanken
Barbara Gassert | Petra Linné
978-3-927372-81-8 **12,95 €**

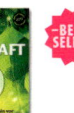

Heilkraft D.
Wie das Sonnenvitamin vor Herzinfarkt, Krebs und anderen Zivilisationskrankheiten schützt.
Dr. Nicolai Worm
978-3-927372-47-4 **15,95 €**

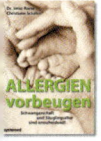

Allergien vorbeugen.
Schwangerschaft und Säuglingsalter
sind entscheidend!
Dr. Imke Reese | Christiane Schäfer
978-3-927372-50-4 **14,95 €**

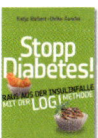

Stopp Diabetes!
Raus aus der Insulinfalle dank
der LOGI-Methode.
Katja Richert | Ulrike Gonder
978-3-927372-56-6 **16,95 €**

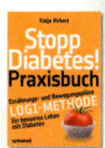

Stopp Diabetes!
Praxisbuch.
Ernährungs- und Bewegungspläne.
LOGI-Methode.
Ein besseres Leben mit Diabetes.
Katja Richert
978-3-942772-08-2 **16,99 €**

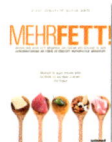

Mehr Fett!
Warum wir mehr Fett brauchen, um
gesund und schlank zu sein.
Ulrike Gonder | Dr. Nicolai Worm
978-3-927372-54-2 **19,95 €**

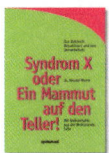

Syndrom X oder
Ein Mammut auf den Teller!
Mit Steinzeitdiät aus der Wohlstandsfalle.
Dr. Nicolai Worm
978-3-927372-23-8 **19,90 €**

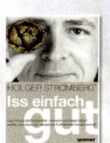

**ERSCHEINT
FRÜHJAHR 2013
VORBESTELLBAR
AB SOFORT!**

Iss einfach gut.
Das Prinzip Nahrungskette – sich mit
guten Lebensmitteln ausgewogen und
gesund ernähren.
Holger Stromberg
978-3-942772-28-0 **19,99 €**

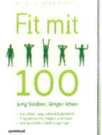

NEU

Fit mit 100
Jung bleiben, länger leben
- Ein Leben lang schlank & glücklich
- Programme für Körper und Seele
- 100 wertvolle Ernährungstipps
Klaus Oberbeil
978-3-927372-93-1 **14,99 €**

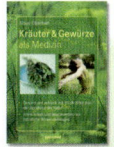

Kräuter & Gewürze als Medizin
- Gesund und schlank mit Vitalkräften aus
der Apotheke der Natur.
Klaus Oberbeil
978-3-927372-92-4 **19,95 €**

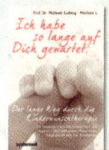

NEU

Ich habe so lange
auf Dich gewartet!
Der lange Weg durch die Kinderwunsch-
therapie. Ein Tagebuch – ärztlich
kommentiert und ergänzt – über
Hoffnungen, Misserfolge, Wegbegleiter
und das Wunschkind.
Prof. Dr. Michael Ludwig | Maileen L.
978-3-942772-11-2 **15,99 €**

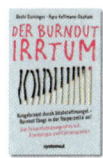

Der Burnout-Irrtum
Ausgebrannt durch Vitalstoffmangel –
Burnout fängt in der Körperzelle an!
Das Präventionsprogramm mit
Praxistipps und Fallbeispielen.
Uschi Eichinger | Kyra Hoffmann-Nachum
978-3-942772-06-8 **19,99 €**

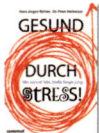

Gesund durch Stress!
Wer reizvoll lebt, bleibt länger jung!
Hans-Jürgen Richter | Dr. Peter Heilmeyer
978-3-927372-42-9 **15,95 €**

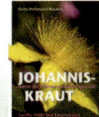

Johanniskraut.
Wenn die Nerven verrückt
spielen.
Sanfte Hilfe bei Depression und
Niedergeschlagenheit.
Anita Heßmann-Kosaris
978-3-927372-38-2 **10,95 €**

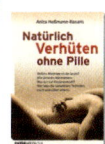

Natürlich verhüten ohne Pille.
Welche Methode ist die beste?
Alle sicheren Alternativen. Was tun bei
Kinderwunsch? Wie man die natürlichen
Techniken rasch und sicher erlernt.
Anita Heßmann-Kosaris
978-3-927372-63-4 **14,95 €**

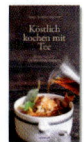

Köstlich kochen mit Tee.
Einfache und inspirierende Rezepte.
Tanja und Harry Bischof
978-3-927372-67-2 **18,95 €**

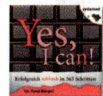

Yes, I can!
Erfolgreich schlank in 365 Schritten.
Dr. Ilona Bürgel
978-3-927372-51-1 **15,00 €**

systemed Verlag
Kastanienstraße 10
D-44534 Lünen
Telefon: 02306 63934
Fax: 02306 61460
faltin@systemed.de

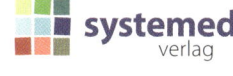

Danksagung: Ich möchte mich recht herzlich bei der Rehaklinik Überruh, insbesondere bei Dr. med. Peter Heilmeyer, Dr. Silke Kohlenberg, Heike Niemeier und Ulrike Benk für die tatkräftige Unterstützung bedanken. Ein großes Dankeschön geht auch an meine Interviewpartner Franca Mangiameli, Heike Lemberger, Dagmar Schopen und Albert Schopen, für ihre Auskunftsbereitschaft und die umfangreichen Informationen, die dank ihrer Hilfe zusammengetragen werden konnten. Darüber hinaus möchte ich Dr. Nicolai Worm für seine stets hilfreichen Anmerkungen und Ratschläge danken.

Redaktion: systemed Verlag, Lünen
systemed GmbH, Kastanienstr. 10, 44534 Lünen
Fotografie: Studio L'Eveque, München
Gestaltung, Satz: A flock of sheep, Lübeck
www.flock-of-sheep.com
Druck: Offizin Andersen Nexö Leipzig, Zwenkau
ISBN: 978-3-942772-31-0
LOGI im Internet: www.logi-methode.de
www.systemed.de

1. Auflage

Hinweis. Alle Informationen und Hinweise, die in diesem Buch enthalten sind, wurden von den Autoren nach bestem Wissen erarbeitet und von ihnen und dem Verlag mit größtmöglicher Sorgfalt überprüft. Unter Berücksichtigung des Produkthaftungsrechts müssen wir allerdings darauf hinweisen, dass inhaltliche Fehler und Auslassungen nicht völlig auszuschließen sind. Für etwaige fehlerhafte Angaben können die Autoren, Verlag und Verlagsmitarbeiter keinerlei Verpflichtung und Haftung übernehmen. Korrekturhinweise sind jederzeit willkommen und werden gerne berücksichtigt.

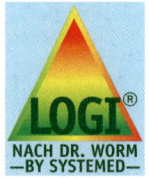

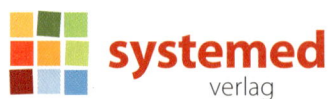